LA PRATIQUE

DES MALADIES DES YEUX

DANS LES HOPITAUX DE PARIS

AIDE-MÉMOIRE ET FORMULAIRE

DE THÉRAPEUTIQUE APPLIQUÉE

PAR

Le Professeur PAUL LEFERT

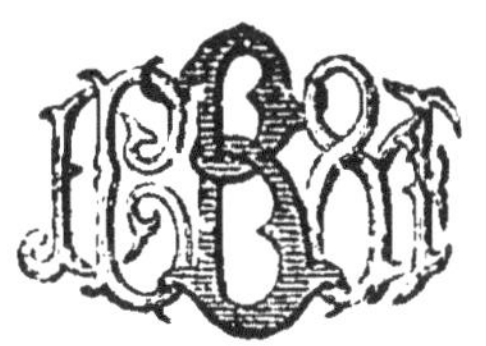

PARIS

LIBRAIRIE J.-B. BAILLIÈRE ET FILS

Rue Hautefeuille, 19, près le boulevard Saint-Germain

1895

MANUEL DU MÉDECIN PRATICIEN

Par le Professeur Paul LEFERT

Collection nouvelle, 12 volumes in-18, cartonnés.

Prix de chaque volume : 3 fr.

La pratique journalière de la médecine dans les hôpitaux de Paris (Maladies microbiennes et parasitaires. — Intoxications. — Affections constitutionnelles). 1895. 1 vol. in-18, 300 p., cart. **3 fr.**

La pratique journalière de la chirurgie dans les hôpitaux de Paris. 1894, 1 vol. in-18, 324 pages, cart. .... **3 fr.**

La pratique gynécologique et obstétricale dans les hôpitaux de Paris. 1893, 1 vol. in-18, 308 pages, cart.................... **3 fr.**

La pratique dermatologique et syphilographique dans les hôpitaux de Paris. 1893, 1 vol. in-18, cart.................... **3 fr.**

La pratique des maladies des enfants dans les hôpitaux de Paris 1894, 1 vol. in-18, 300 pages, cart...................... **3 fr.**

La pratique des maladies du système nerveux dans les hôpitaux de Paris. 1894, 1 vol. in-18, cart...................... **3 fr.**

La pratique des maladies de l'estomac et de l'appareil digestif dans les hôpitaux de Paris. 1894, 1 vol. in-18, 288 p., cart. **3 fr.**

La pratique des maladies des poumons et de l'appareil respiratoire dans les hôpitaux de Paris. 1894. 1 vol. in-18, cart. **3 fr.**

La pratique des maladies du cœur et de l'appareil circulatoire dans les hôpitaux de Paris. 1895, 1 vol. in-18, 300 p., cart. **3 fr.**

La pratique des maladies des voies urinaires dans les hôpitaux de Paris. 1894, 1 vol. in-18, 288 pages, cart............... **3 fr.**

La pratique des maladies des yeux et des oreilles dans les hôpitaux de Paris. 1895, 1 vol. in-18, 288 p., cart............. **3 fr.**

La pratique des maladies du larynx, du nez et de la bouche dans les hôpitaux de Paris. 1893, 1 vol. in-18, 288 p., cart..... **3 fr.**

M. le professeur P. Lefert a réuni sous un petit volume un nombr très considérable de faits ; par leur choix et par leur disposition, il a rempli une triple indication :

1° Fournir au médecin éloigné des grands centres hospitaliers un guide sûr qui, par la facilité des recherches et la simplicité de l'exposition, lui permette de trouver rapidement la solution des difficultés qu'il a à surmonter, en s'appuyant sur les conseils de maîtres dont le nom fait autorité ;

2° Donner au médecin instruit un moyen de se remémorer les enseignements reçus dans les hôpitaux ;

3° Permettre de se rendre un compte exact de l'état d'une question par l'exposé simple, mais complet, des principales opinions émises sur ce sujet, et de retrouver l'opinion de tel ou tel médecin sur la question à étudier, grâce à la disposition pratique donnée à la table des matières et à celle des auteurs.

Le nombre des sujets traités fait du *Manuel du médecin praticien* une véritable encyclopédie. Chaque volume renferme, sur les cas les plus nouveaux et les plus variés, plus de 400 consultations claires, précises, disant sous une forme résumée tout ce qu'il est important d'avoir présent à la mémoire.

Cette collection est appelée à rendre de grands services, au point de vue pratique et scientifique.

MANUEL DU DOCTORAT EN MÉDECINE
Par le Professeur Paul LEFERT
Collection nouvelle, 21 volumes in-18, cartonnés.
Prix de chaque volume : 3 fr.

1er Examen.
Aide-mémoire de physique médicale. 1 vol. in-18, cart..... 3 fr
Aide-mémoire de chimie médicale. 1 vol. in-18, 288 pages, cart. 3 fr.
Aide-mémoire d'histoire naturelle médicale, 1 vol. in-18, cart. 3 fr.

2e Examen.
Aide-mémoire d'anatomie à l'amphithéâtre, dissection et technique microscopique, arthrologie, myologie, angéiologie, névrologie et découvertes anatomiques. 1 vol. in-18, 288 pages, cart...... .. 3 fr.
Aide-mémoire d'histologie, d'anatomie (ostéologie, splanchnologie et organes des sens) et d'embryologie. 1 vol. in-18, 276 pages, cart... 3 fr.
Aide-mémoire de physiologie. 1 vol. in-18, 280 pages, cart.. 3 fr.

3e Examen.
Aide-mémoire de pathologie générale et de bactériologie. 1 vol. in-18, 288 pages, cart...................................... 3 fr.
Aide mémoire de pathologie interne. 1 vol. in-18, 296 pages, cart.. 3 fr,
Aide-mémoire de pathologie externe. 1 vol. in-18, 312 p., cart. 3 fr.
Aide-mémoire de chirurgie des régions. Tome I (*Tête, Rachis, Cou, Poitrine, Abdomen*). 1 vol. in-18, cart.................... 3 fr.
Tome II (*Organes génito-urinaires, Membres*). 1 vol. in-18, cart. 3 fr.
Aide-mémoire de médecine opératoire. 1 vol. in-18, cart.... 3 fr.
Aide-mémoire d'anatomie topographique. 1 vol. in-18, cart. 3 fr.

4e Examen.
Aide-mémoire de thérapeutique. 1 vol. in-18, 276 pages, cart. 3 fr.
Aide-mémoire de pharmacologie et de matière médicale. 1894, 1 vol. in-18, 288 pages, cart............................... 3 fr.
Aide-mémoire d'hygiène et de médecine légale. 3e *édition*, 1893, 1 vol. in-18, 272 pages, cart............................. 3 fr.

5e Examen.
Aide-mémoire d'anatomie pathologique, d'histologie pathologique et de technique des autopsies. 1 vol. in-18, 280 pages, cart. 3 fr.
Aide-mémoire de clinique médicale et de diagnostic. 1 vol. in-18, 304 pages, cart... 3 fr.
Aide-mémoire de clinique chirurgicale, diagnostic, thérapeutique générale et petite chirurgie. 1 vol. in-18, 312 pages, cart... 3 fr.
Aide-mémoire d'accouchements. 1 vol. in-18, cart.......... 3 fr.

Concours de l'Externat des hôpitaux.
Aide-mémoire de médecine hospitalière, anatomie, pathologie, petite chirurgie, 1894, 1 vol. in-18, 300 pages, cart......... 3 fr.

LA PRATIQUE

DES MALADIES DES YEUX

DANS LES HOPITAUX DE PARIS

MANUEL DU MÉDECIN PRATICIEN

LA PRATIQUE

DES MALADIES DES YEUX

DANS LES HOPITAUX DE PARIS

AIDE-MÉMOIRE ET FORMULAIRE

DE THÉRAPEUTIQUE APPLIQUÉE

PAR

Le Professeur PAUL LEFERT

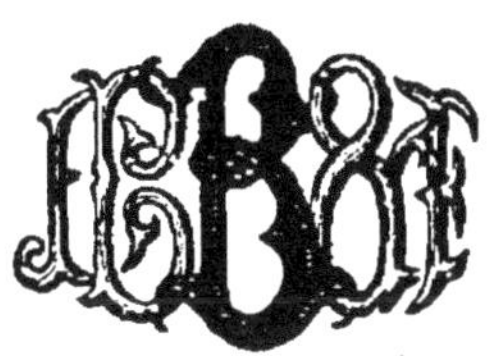

PARIS

LIBRAIRIE J.-B. BAILLIÈRE et FILS

Rue Hautefeuille, 19, près le boulevard Saint-Germain

1895

Tous droits réservés.

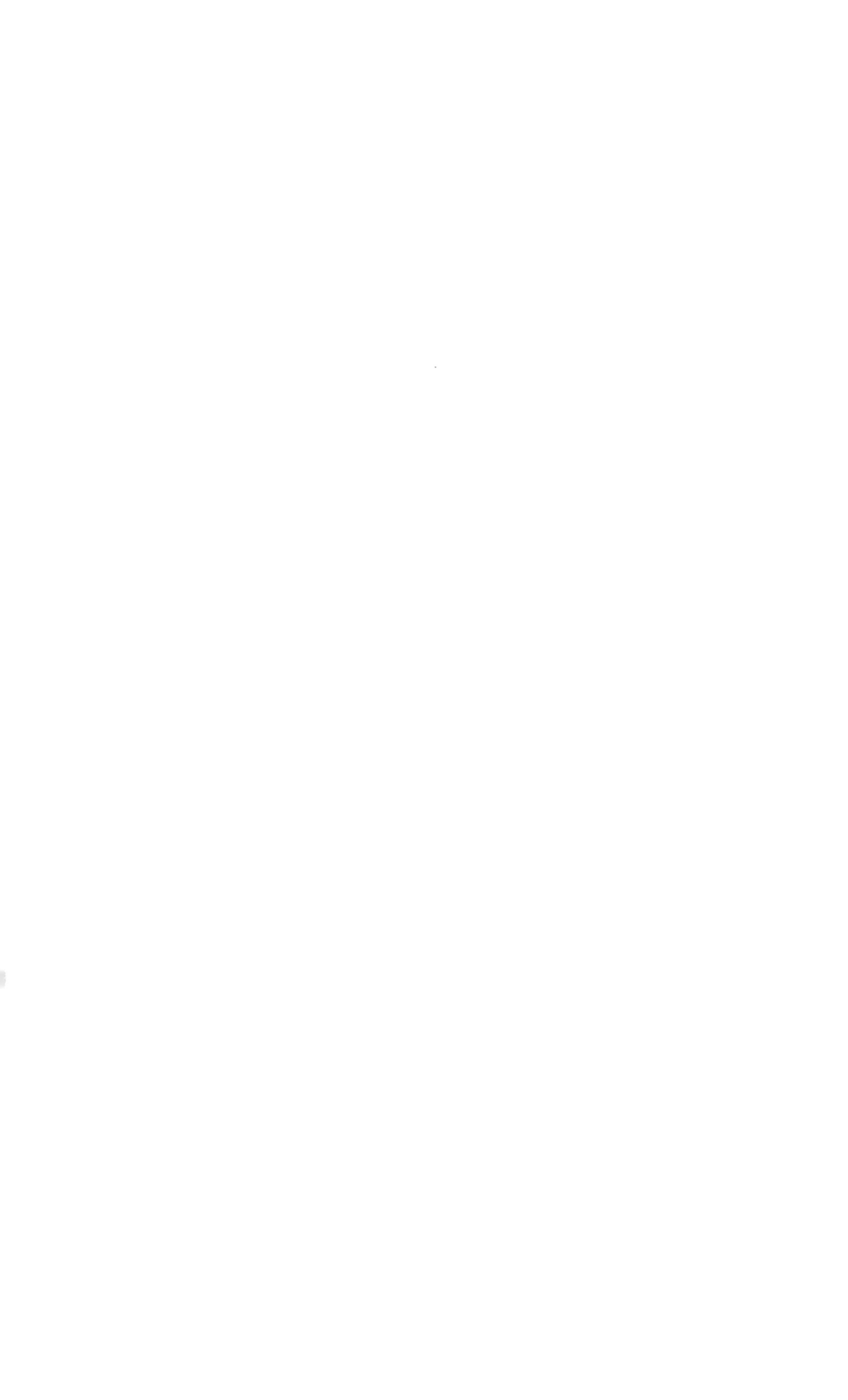

PRÉFACE

Il nous a paru qu'il y avait utilité à présenter
la *pratique* des ophtalmologistes des hôpitaux de
Paris :

MM. ABADIE, P. BERGER, A. BROCA, BRUN, CHEVAL-
LEREAU, DELENS, DUPLAY, Alf. FOURNIER, GALE-
ZOWSKI, GARIEL, JAVAL, KIRMISSON, LANDOLT, LANNE-
LONGUE, NÉLATON, PANAS, RECLUS, RENDU, Alb. ROBIN,
SAINT-GERMAIN, TERRIER, TILLAUX, Arm. TROUSSEAU,
VALUDE, DE WECKER, etc. (1)

On trouvera traitées dans ce livre les questions,
qui s'offrent chaque jour à l'observation de tout
médecin et chirurgien :

*Antisepsie oculaire, Astigmatisme, Blépharite,
Blépharoplastie, Blépharospasme, Cataracte, Cho-
roïdite, Conjonctivite, Corps étrangers de l'œil,
Décollement de la rétine, Ectropion, Entropion,
Enucléation de l'œil, Glaucome, Hypermétropie,
Iridectomie, Iritis, Kératite, Lunettes, Myopie,
Névrites optiques, Ophtalmies, Ophtalmoscopie,
Presbytie, Ptosis, Réfraction, Rétinite, Scléro-
choriotomie, Strabisme, Syphilis oculaire, Tu-
meurs oculaires, Zona ophtalmique, etc.*

Cet ouvrage, dû à la collaboration de 45 ophtalmologistes (médecins et chirurgiens des hôpitaux
de Paris), renferme plus de 400 consultations
sur les cas les plus nouveaux et les plus variés.

(1) Nous avons admis quelques noms de praticiens,
qui, tout en n'appartenant pas au corps des médecins et
des chirurgiens des hôpitaux, se sont créé une notoriété,
par leurs dispensaires et par leur pratique.

Il permet au médecin instruit de se rappeler ce qu'il a vu, alors qu'étudiant il suivait les services hospitaliers de Paris; il permet à celui qui depuis longtemps s'est relégué dans la pratique, de se tenir au courant des nouvelles méthodes de traitement.

Le praticien est toujours certain, quel que soit son choix, de s'appuyer sur les conseils d'un confrère dont le nom fait autorité.

Sans doute, au lit du malade, l'état particulier de ce dernier a au moins autant de poids que le genre de maladie dont il est atteint; il n'en reste pas moins que chaque médecin a pour chaque maladie un ensemble de moyens formant un arsenal, dans lequel il puise incessamment, sauf à choisir l'agent qui s'adapte le mieux à la constitution propre du patient.

Pour faciliter les recherches et pour rendre le livre par cela même plus utile, nous l'avons complété par deux tables alphabétiques :

L'une par noms d'auteurs;

L'autre par ordre de matières.

De telle sorte que l'on peut à la fois avoir l'opinion de tel ou tel professeur sur les diverses questions qui sont à l'ordre du jour et en même temps passer en revue l'opinion de divers chefs de service sur un sujet déterminé.

Nous remercions ceux de nos savants maîtres qui ont bien voulu nous donner quelques notes inédites; elles ne pourront qu'augmenter l'intérêt de notre travail.

Paris, 15 mai 1895.   P. L.

LA PRATIQUE

DES MALADIES DES YEUX

ABCÈS DE LA CORNÉE.

Lannelongue.

I. TRAITEMENT MÉDICAL. — A la première période, appliquer des collyres, des pommades calmantes.

Si l'on n'obtient pas un résultat satisfaisant, si l'on constate la formation du pus, faire des instillations d'atropine, matin et soir :

> Sulfate neutre d'atropine . . . . 20 centigr.
> Eau . . . . 30 gr.

Appliquer en outre des compresses d'eau tiède sur l'œil, pendant six à huit heures par jour.

Pratiquer des frictions mercurielles autour des tempes et administrer un ou plusieurs purgatifs légers.

II. TRAITEMENT CHIRURGICAL. — Il ne faut jamais, même si ces moyens échouent, pratiquer l'ouverture de l'abcès : elle donne les plus déplorables résultats.

Il en est à peu près de même de la ponction, mais il est cependant permis de la mettre en usage, lorsqu'il a été reconnu que la collection est pleine d'un pus bien liquide.

De Wecker.

Remédier à la tension de la cornée par la para-

1.

centèse de la chambre antérieure et traverser la cornée à la partie la plus déclive de l'abcès. L'humeur aqueuse, chassée avec une grande force, entraîne avec elle le pus, les parties mortifiées et nettoie ainsi la cavité de l'abcès.

Galezowski.

Pratiquer la *kératomie*, après avoir anesthésié la région à l'aide de la cocaïne. On diminue ainsi la douleur de moitié.

ABCÈS DE L'ORBITE.

Broca.

Pratiquer de bonne heure l'incision, parallèlement au bord orbitaire qui répond à la paupière vers laquelle ces abcès viennent faire saillie. — Ménager le globe oculaire.

Pour éviter les cicatrices adhérentes à l'os, pratiquer la suture des lèvres de la plaie.

ABCÈS FROIDS OSSIFLUENTS DES PAUPIÈRES.

Broca.

1° Incision de l'abcès.
2° Évidement de l'os malade.

ABLÉPHARIE.

Duplay.

Si le globe oculaire existe, l'ablépharie ne doit pas

être abandonnée à elle-même. Y remédier par une autoplastie véritable.

Terrier.

Se hâter de pratiquer la *blépharoplastie*.
Il est d'une grande importance de ne pas réséquer les bourrelets conjonctivaux.

Broca.

On ne peut remédier à ce vice de conformation, rarement complet, que par une véritable *blépharoplastie*.

ALBINISME.

Duplay.

Les verres concaves sont impuissants à l'améliorer, mais on soulage les malades par l'emploi de conserves bleues, garnies de taffetas noir.

Broca.

1° Conseiller le port de lunettes bleues ou noires, pour éviter l'éblouissement.
2° Corriger, s'il y a lieu, les amétropies.

ALBUGOS

Voy. *Opacités de la cornée*, p. 218.

AMAUROSE.

Constantin Paul.

Amaurose d'origine nerveuse. — I. Traitement local. — 1° Électrisation avec les courants continus (appliqués pendant cinq minutes). Placer le pôle négatif sur la tempe, le pôle positif derrière l'oreille. — Employer de 5 à 6 éléments.

2° Appliquer tout autour de l'orbite quelques petits vésicatoires volants.

3° Séton ou vésicatoire à demeure, à la nuque.

4° Exciter l'œil, en cas d'asthénie, par des vapeurs d'ammoniaque, rapidement promenées devant les yeux.

II. Traitement général. — 1° Injections hypodermiques de strychnine, à la dose de 1 à 4 ou 5 milligrammes.

2° Révulsifs intestinaux. Purgatifs alcalins fréquemment répétés.

3° Traitement de l'état général (hystérie, alcoolisme, affections cérébrales).

AMBLYOPIE.

Albert Robin.

Amblyopie commune. — Pour l'amblyopie, comme pour l'amaurose sans lésions, employer les courants continus et la strychnine.

Amblyopie hystérique. — Ne pas user de la strychnine, mais prescrire les courants continus, de très faibles aimants et la métallothérapie.

Javal.

Les exercices stéréoscopiques sont le plus souvent mal compris, les mires des divers appareils usités n'étant pas bien préparées pour solliciter l'établissement de la vision binoculaire.

D'ailleurs, les résultats que l'on peut obtenir par ces exercices sont purement théoriques et ne peuvent entrer dans la pratique. L'effort et l'attention que le malade doit dépenser pour aboutir à un résultat sont hors de proportion avec l'effet que l'on peut obtenir,

Ces résultats sont toutefois très intéressants, au point de vue théorique, en ce qu'ils démontrent, que l'établissement de la vision binoculaire est toujours possible, quel que soit l'état des centres nerveux et même si l'amblyopie est congénitale.

ANESTHÉSIE PAR LA COCAÏNE.

Panas.

La cocaïne permet de pratiquer les opérations sur le globe avec anesthésie, sans avoir les inconvénients du chloroforme.

Les conditions de l'anesthésie varient, suivant que l'œil est enflammé ou sain.

1° *Œil sain*. — L'anesthésie des parties superficielles du globe est parfaite.

2° *Œil enflammé*. — Les conditions sont beaucoup moins favorables; souvent même l'anesthésie est nulle et l'œil est d'autant moins sensible à la cocaïne qu'il est plus enflammé.

Constantin Paul.

Outre son action anesthésiante, la cocaïne dilate la

pupille à la manière de l'atropine, mais elle est supérieure à cette dernière substance pour l'examen ophtalmoscopique du fond de l'œil, son action dilatatrice étant plus persistante.

Galezowski.

I. Action anesthésique de la cocaïne. — La cocaïne est un anesthésique de la cornée et de la conjonctive par l'action qu'elle exerce sur leurs nerfs trophiques.

L'action anesthésique de la cocaïne ne s'étend pas sur l'iris et la choroïde.

La cocaïne rend de grands services pour l'extirpation des corps étrangers.

Cette action s'obtient aisément chez tous les individus, en instillant dans l'œil toutes les cinq minutes pendant une demi-heure quelques gouttes de la solution suivante :

Chlorhydrate neutre de cocaïne .   0 gr. 25
Eau distillée . . . .   10 —

1° *Enfants*. — Il suffit de deux à trois instillations : l'analgésie dure environ une demi-heure.

2° *Femmes*. — Il faut de trois à cinq instillations et l'anesthésie dure plus d'une heure.

3° *Hommes*. — L'action anesthésiante est plus rapide mais dure moins longtemps.

4° *Vieillards*. — L'anesthésie est plus difficile à obtenir, mais elle persiste souvent deux ou trois heures.

II. Action antiphotophobique de la cocaïne. — Elle agit aussi comme antiphotophobique dans le traitement de certaines affections oculaires, surtout dans les cas de photophobie produite par les affections de la cornée et de la conjonctive.

Le tatouage de la cornée est à peine douloureux après une instillation de cocaïne.

ANGIOME DES PAUPIÈRES.

Duplay.

I. TRAITEMENT MÉDICAL. — Dans les premiers temps de la vie, il ne faut pas traiter les simples taches vasculaires.

Si elles ne s'atrophient pas spontanément, on peut songer plus tard à un simple tatouage ou à l'application de l'électrolyse.

II. TRAITEMENT CHIRURGICAL. — Dans les cas où il existe une tumeur véritable, il faut intervenir.

L'ablation par un instrument tranchant ne doit pas être conseillée.

Lorsque l'enfant n'a pas été vacciné, on a utilisé la *vaccination* chez les nouveau-nés.

Les *injections coagulantes* de perchlorure de fer à 10° ou 15° sont d'une exécution facile, mais donnent quelquefois lieu à des accidents mortels.

La *cautérisation* et les *applications de l'électrolyse* sont employées de préférence.

La *pointe fine du thermo-cautère* est d'un usage commode et permet de multiplier les cautérisations sur une surface restreinte.

Le *galvano-cautère* permet de limiter encore plus facilement l'action du calorique.

Les deux instruments détruisent la tumeur, mais laissent des cicatrices.

Ce dernier inconvénient est évité presque complètement par l'emploi de l'électrolyse.

Panas.

1° *Séton et acupuncture.* — Le *séton* filiforme et l'*acupuncture* ne sauraient suffire dans la plupart des cas.

2° *Compression*. — La compression à l'aide de pelotes est souvent inapplicable.

3° *Injections de perchlorure de fer*. — Les injections coagulantes de perchlorure de fer sont employées avec succès.

Pour éviter la diffusion du liquide, saisir la paupière et la comprimer dans la pince à anneau de Desmarres.

Se servir d'une solution faible à 10° ou 15° de l'aréomètre, n'en injecter que quelques gouttes et éviter soigneusement d'imprégner la peau et le tissu cellulaire sous-cutané.

Déposer le liquide, autant que faire se peut, au centre de la tumeur.

Laisser l'aiguille quelques minutes en place dans la tumeur pour éviter que le perchlorure de fer ne soit entraîné par un jet de sang.

On peut faire usage d'une solution de chlorure de zinc.

Arm. Després.

1° *Nouveau-nés*. — Il faut attendre pour faire l'opération que l'enfant ait au moins un an, la guérison se faisant quelquefois d'elle-même.

Le procédé le plus sûr à employer est la vaccination, si l'enfant n'est pas déjà vacciné.

Faire plusieurs piqûres sur la tumeur et éviter de la faire saigner. Éroder à peine le derme avec une aiguille à coudre imprégnée de vaccin.

Aucun pansement ne doit être appliqué.

Mais si les boutons vaccinaux suppurent, panser alors avec des cataplasmes.

2° *Adultes*. — Employer le chlorure de zinc sous forme de flèches.

Les douleurs sont très vives, mais ce procédé entraîne une escarrification complète de la tumeur et des cicatrices difformes étendues.

Terrier.

Donner la préférence aux *injections coagulantes* et à l'*acupuncture*, plus faciles à employer et moins graves que l'extirpation.

De Wecker.

1° *Injections coagulantes.* — Rejeter comme dangereuses les injections coagulantes.

2° *Ponctions et compressions.* — Il est préférable de pratiquer des ponctions réitérées, jointes à la compression méthodique, en ayant soin d'ajouter, dans les bandes comprimantes, des petites canules permettant un écoulement continu.

Renouveler fréquemment le pansement.

ANISOMÉTROPIE.

Trousseau.

Il ne faut pas chercher à égaliser la vision des deux yeux, car la correction amène généralement en ce cas des vertiges, des éblouissements qui empêchent de la continuer. L'expérience seule peut indiquer les verres qui conviennent au malade en tenant compte de ses habitudes et des effets qu'il éprouve avec les différents verres soumis à l'examen.

Le malade ne doit pas porter de verres si un de ses yeux est amétrope et l'autre emmétrope. De même si l'un est myope et l'autre hypermétrope, à moins de degrés extrêmes. Chaque œil est alors corrigé selon son cas particulier.

Lorsque les deux yeux sont atteints de la même anomalie à des degrés différents, le malade peut supporter une correction partielle de l'anisométropie, c'est-à-dire que si, par exemple l'œil gauche est myope de 3 dioptries et l'œil droit de 6 dioptries, il doit porter 3 à gauche et 4 à droite. On peut encore corriger l'œil le meilleur en le soumettant au même verre que l'autre.

ANKYLOBLÉPHARON.

Duplay.

Pratiquer l'opération qui porte le nom de *cantho-plastie*.

Tillaux.

Intervenir si le malade le réclame ou s'il existe des granulations palpébrales.

L'opération consiste à fendre la commissure et à suturer la muqueuse avec la peau de chacune des lèvres de la plaie.

Terrier.

Lorsque la soudure des paupières ne siège pas vers les angles et surtout vers l'angle externe (*blépharo-phimosis*), la détruire par une simple section.

Recourir à des procédés spéciaux, lorsque la soudure est commissurale pour empêcher la difformité de se reproduire. Diviser la commissure avec des ciseaux jusqu'au bord orbitaire, puis affronter la muqueuse et la peau par des sutures.

Cet affrontement ne peut se faire, dans certains cas, qu'en libérant la conjonctive de ses adhérences avec le globe oculaire (von Ammon, von Hasner).

Cette opération a été modifiée, en taillant dans la peau un V horizontal, au niveau de la commissure, tout en respectant la conjonctive, que l'on divise ensuite et que l'on fixe aux téguments.

C'est là ce qui constitue une *anaplastie* par bordage.

Valude.

Section aux ciseaux ou au bistouri de l'adhérence anormale. Éviter de blesser le globe de l'œil, en passant une sonde cannelée derrière cette sorte de pont palpébral.

Empêcher l'adhérence de se reformer, en maintenant les paupières écartées l'une de l'autre.

Le procédé le plus chirurgical est de pratiquer, au niveau des deux lèvres avivées, une réunion entre la peau et la muqueuse.

Répéter ici ce qui se fait pour la *canthoplastie* où les deux points de suture latéraux ont pour but de souder la muqueuse conjonctivale à la peau.

Retirer ces points de suture au bout de quarante-huit heures.

Broca.

Ankyloblépharon simple ou blépharophimosis. — Réséquer à la commissure externe un fragment de peau à sommet externe.

Incision de la muqueuse, suivant la bissectrice de cet angle et suturer la muqueuse à la peau.

Ankyloblépharon total ou symblépharon. — L'opération se complique par la présence d'adhérences oculo-palpébrales qu'il faut inciser.

Nélaton.

Inciser avec soin la soudure qui existe à l'angle interne des paupières, interposer entre les lèvres de l'incision un lambeau conjonctival, ou bien pratiquer, au niveau de la commissure externe, deux incisions, réunies à la manière d'un V ouvert du côté de l'angle interne.

Enlever la peau comprise entre ces deux incisions, ainsi que quelques fibres de l'orbiculaire.

Diviser ensuite horizontalement la conjonctive palpébrale pour agrandir la commissure; former avec cette membrane un lambeau assez grand pour border les lèvres de l'incision cutanée. Maintenir l'adhésion avec des serres-fines.

ANTHRAX et FURONCLE DES PAUPIÈRES.

Dujardin-Beaumetz.

Employer les topiques antiseptiques (solutions boriquées et phéniquées à 2 pour 100, sous forme de pulvérisations prolongées et réitérées).

Elles font avorter les furoncles, désinfectent les foyers purulents et gangréneux.

L'intervention opératoire doit être réservée pour les cas exceptionnels.

Si l'opération est indispensable, elle se trouve facilitée par l'emploi de ces pulvérisations.

Nélaton.

Pratiquer une large incision cruciale, de manière à dépasser les limites de la tumeur.

ANTISEPSIE OCULAIRE .

Panas.

Employer la solution suivante :

Biiodure d'hydrargyre.....	5 centigr.
Alcool à 90°.............	20 gr.
Eau distillée...........	1000 —

Dissoudre le sel dans l'alcool, verser cette solution dans l'eau, agiter et filtrer.

Comme instrument laveur de l'œil, se servir d'un appareil Richardson, terminé par un tube et un robinet en caoutchouc durci ; pour pousser l'injection dans l'œil, à la fin de l'opération, employer une sorte de compte-gouttes (1).

Brun.

Désinfection des culs-de-sac conjonctivaux. — Il y a nécessité absolue de pratiquer une désinfection rigoureuse de la conjonctive et de ses culs-de-sac, avant toute intervention sur le globe de l'œil ou sur les paupières.

Pour cela, se servir d'un laveur sur le modèle de l'écarteur de Desmarres, mais qui se distingue de l'écarteur par la disposition de celle de ses extrémités, qui est destinée à être introduite sous la paupière supérieure et à irriguer le cul-de-sac conjonctival. Légèrement incurvée dans le sens transversal pour se mouler pour ainsi dire sur la convexité du globe oculaire, cette extrémité est formée de deux minces lames métalliques, unies sur leurs parties latérales, mais sé-

(1) Voy. *Cataracte*, p. 54.

parées, au niveau de leur partie médiane, par une large rainure, destinée à laisser écouler en abondance, et sous la pression que l'on jugera convenable, le liquide désinfectant. Cette disposition spéciale n'a pas seulement pour avantage de permettre une irrigation plus efficace; elle s'oppose à toute obstruction de l'appareil et rend son nettoyage intérieur extrêmement facile.

Valude.

Une substance antiseptique peut agir principalement de deux manières, qu'il ne faut pas confondre et qui ne coïncident pas toujours, comme on pourrait le croire :

1° Par une action microbicide, antiseptique proprement dite, et dont le résultat est de détruire les microbes déjà existants.

L'agent microbicide par excellence est le *sublimé*.

Son action est immédiate et puissante, mais son effet n'est que momentané ; dès que d'autres microbes se présenteront, ils pourront à leur aise se multiplier.

2° Par une action stérilisatrice, aseptique à proprement parler, et qui ne permet plus à la germination microbienne de se faire au point où elle a porté.

L'agent aseptique est l'*aldéhyde formique*.

Ce corps est un liquide incolore, très mobile, dégageant à l'état pur une odeur d'acide formique qui devient une très légère odeur empyreumatique, lorsqu'il est dilué d'eau, à laquelle il se mêle très facilement. Il est très diffusible et ne coagule pas l'albumine, ce qui lui assure un gros avantage sur le sublimé; il n'est pour ainsi dire pas toxique ; il ne s'altère pas à la lumière et à l'air.

L'épreuve de son pouvoir antiseptique, faite sur les

cultures, donne les résultats suivants : pour un litre de bouillon de viande, il suffit de 16 milligrammes d'aldéhyde formique pour empêcher la culture de microbes, alors qu'il faut 40 milligrammes de sublimé pour obtenir un pareil résultat.

Un fragment de viande se conserve sans s'altérer sous une cloche contenant des vapeurs d'acide phénique.

Chose curieuse, cette substance est beaucoup moins microbicide que sa puissance aseptique n'aurait pu le faire supposer : alors qu'il suffit d'une quantité très minime d'aldéhyde pour empêcher la pullulation microbienne, il en faut, au contraire, beaucoup pour l'arrêter alors qu'elle a commencé.

L'aldéhyde est un moins bon stérilisateur que le sublimé; mais la stérilisation, une fois obtenue, aura la propriété de se maintenir indéfiniment.

C'est ce qui doit engager à utiliser ce nouvel antiseptique pour la stérilisation prolongée de la cavité orbitaire; cette désinfection préopératoire réussit parfaitement.

Quant à la stérilisation à produire une fois l'infection établie, on réussit également au moyen de solutions à 1/100.

Il n'y a aucune irritation de l'œil; la sensation est très légère pour les solutions à 1/1000 et surtout à 1/2000.

Dans la pratique oculaire, l'aldéhyde formique trouve une nouvelle application : il peut servir à maintenir la stérilisation des collyres, car il ne précipite pas les alcaloïdes, tandis que le sublimé les précipite.

Il peut enfin servir de bain pour les instruments métalliques, qu'il n'attaque pas.

APHAKIE.

Gariel.

Munir l'œil aphake d'un verre correcteur convergent, propre à remplacer le cristallin disparu. Pour la vision des objets rapprochés, employer des verres plus convergents, car l'accommodation ne pouvant se produire, la vision ne serait pas nette avec le verre correcteur.

Trousseau.

L'action optique du cristallin équivaut à celle d'une lentille de $+11$ dioptries environ, située près de la cornée, en avant de l'œil. On comprend donc qu'à la suite de l'opération de la cataracte un emmétrope devienne hypermétrope de 11D, qu'un hypermétrope augmente son hypermétropie de 11D, qu'un myope devienne moins myope, parfois emmétrope, rarement hypermétrope lorsque seulement sa myopie dépasse 11D.

Un hypermétrope de 2D devra donc porter, pour voir de loin, un verre de $11D + 2D = 13D$; un myope de 2D devra se servir d'une lentille $+11D - 2D = 9D$, etc.

L'opéré de la cataracte, emmétrope avant l'opération, devra porter, pour voir de loin, un verre convexe de 10 à 11D et, pour voir de près, une lentille de $+15$ ou 16D.

Il est bon cependant, avant de prescrire ces verres, de procéder à un examen à l'aide de l'échelle métrique(1).

ASTHÉNOPIE.

Valude.

Asthénopie musculaire. — Lorsque, dans la myo-

(1) Voyez Galezowski, *Échelles optométriques et chroma-*

pie, on constate de l'asthénopie musculaire, il faut diminuer les efforts de convergence, en modifiant la position des verres.

Arm. Trousseau.

Asthénopie lacrymale. — On reconnaît chez un certain nombre de malades des troubles visuels d'origine lacrymale, simulant l'asthénopie. Dans ce genre d'affections, l'œil ne pleure pas et, de prime abord, il est assez difficile de s'imaginer qu'une affection lacrymale qui ne détermine pas de larmoiement puisse se présenter avec des symptômes aussi graves.

La tâche de l'oculiste est en cette occasion assez délicate, car comment faire admettre à un malade qui ne pleure pas la nécessité de déboucher ses voies lacrymales?

Le cathétérisme est cependant le seul moyen d'amener la disparition de phénomènes très douloureux et très gênants. Le médecin doit agir avec tact et être bien renseigné sur la valeur des symptômes, car il s'exposerait à être déconsidéré et serait d'ailleurs blâmable de pratiquer une opération inutile.

Quoique la plupart des malades aient déjà subi sans succès les traitements les plus variés et les plus douloureux, le cathétérisme pratiqué tous les deux jours amène la guérison, après un mois et demi à deux mois.

ASTIGMATISME.

Gariel.

Il ne suffit pas toujours de corriger simplement l'astigmatisme, on est quelquefois obligé de rendre emmé-

tiques, Paris, 1883, 1 vol. gr. in-8 avec 34 planches noires et coloriées.

trope l'œil corrigé, s'il ne l'est déjà. On doit faire usage d'un verre, cylindrique, dont les génératrices sont parallèles au méridien rendu emmétrope et dont la puissance de la section droite est égale à la différence entre les puissances des deux méridiens principaux. Si l'œil a été ramené à l'état d'astigmatisme simple hypermétropique, cette lentille cylindrique doit être convexe; elle doit être concave, s'il a été ramené à l'état d'astigmatisme simple myopique.

Arm. Trousseau.

Faire usage de verres pour la vue de près, et pour la vue de loin, excepté dans des degrés très faibles d'astigmatisme, où l'on peut se contenter de lunettes pour voir de près.

Il est souvent utile de corriger les astigmatismes au-dessous de 1 dioptrie. Des asthénopes se trouvent bien, pour la lecture, de cylindres de 0,75 ou même de 0,50D.

Pour la vue de loin comme pour la vue de près, l'inclinaison doit toujours et dans tous les cas rester la même.

Astigmatisme simple. — Se servir uniquement du cylindre convexe ou concave, quelle que soit la distance. Pour la vue de près, les presbytes y ajouteront le verre indiqué pour leur presbytie.

Astigmatisme composé myopique. — Ajouter au cylindre concave, qui ne varie jamais, un verre sphérique concave, choisi pour la vision rapprochée et la vision éloignée, selon les indications données pour la myopie. Le sphérique doit être ensuite choisi comme pour un myope vulgaire.

Si le sujet, myope au-dessous de 3D, ne doit pas porter de verre sphérique de près, il ne se servira que du cylindre.

En cas d'insuffisance des droits internes, ajouter à la combinaison des prismes à base interne.

Astigmatisme composé hypermétropique. — Prendre, sans changer le cylindre, le verre sphérique comme pour les hypermétropes, tout en tenant compte de la presbytie.

Astigmatisme mixte. — Donner les cylindres superposés à angle droit, pour la vue de loin et la vue de près.

Avant de donner définitivement des verres au sujet, il est bon de les lui faire longuement essayer, afin de vérifier si la combinaison s'adapte bien pour les deux yeux à la vue du malade.

Les astigmates ne peuvent porter le pince-nez ordinaire, car l'inclinaison de l'axe des verres cylindriques est modifiée par la rotation que détermine son écartement. Ils doivent se servir de lunettes ou du pince-nez du Dr Motais.

ATROPHIE DU NERF OPTIQUE.

Galezowski.

Atrophie ataxique. — Traiter la maladie dès le début et avec énergie par des frictions mercurielles pratiquées pendant longtemps.

Delens.

On ne peut arrêter la marche de la maladie que dans des cas exceptionnels et les nombreux moyens employés donnent des résultats à peu près nuls.

Parmi ceux qui ont donné les résultats les plus satisfaisants, bien qu'ils n'aient rien de certain, il faut préférer les sudations provoquées par les bains de vapeur, les injections hypodermiques de nitrate de pilocarpine jusqu'à salivation, l'antipyrine à fortes doses, prise à l'intérieur ou en injections hypodermiques de 1 gramme par jour. Ce dernier moyen paraît avoir eu exceptionnellement une véritable efficacité et donné de bons résultats dans la forme d'atrophie compliquée de périartérite et d'endartérite.

Le peu de succès obtenu par l'élongation nerveuse ne compense pas les dangers auxquels cette opération expose et elle doit être rejetée.

La suspension, appliquée déjà contre l'ataxie en général, peut-être mise en usage; elle a donné des résultats variables.

Albert Robin.

Prescrire l'application des courants continus et ordonner la strychnine à la dose suivante :

    Sulfate de strychnine.......... 0 gr. 06.
    Eau distillée...:............. 30 —

Pour injections sous-cutanées de X gouttes, répétées tous les dix jours. Si, au bout d'un mois, elles restent sans résultats, il est inutile de les continuer.

Ces prescriptions doivent être rigoureusement subordonnées aux indications ou contre-indications qui régissent le traitement des maladies.

Arm. Trousseau.

Certains malades, rangés communément parmi les atrophiques, recouvrent totalement ou partiellement la vue au lieu de marcher vers la cécité comme on aurait cru devoir le pronostiquer. Nous avons observé, chez deux alcooliques et un saturnin, grand fumeur, une acuité visuelle très affaiblie, un champ visuel rétréci, présentant un scotome et des papilles décolorées. La suppression de l'alcool et du tabac, l'emploi du bromure de potassium, de la noix vomique, de l'hydrothérapie et des courants continus amenèrent une amélioration considérable et chez les deux alcooliques la papille reprit même sa coloration normale.

S'agissait-il de troubles vasculaires ou de névrites périphériques ? En tout cas, il est certain que des intoxications déterminent des phénomènes oculaires simulant l'atrophie du nerf optique.

Valude.

L'antipyrine en injections sous-cutanées d'une solution saturée (1 gr. puis 2 gr. par jour), grâce à son action vasodilatatrice, peut amener une notable amélioration dans les formes d'atrophie chronique relevant d'une altération vasculaire du tissu connectif interstitiel constituant le stroma du nerf optique.

Il y a avantage à l'employer le plus tôt possible. Elle agit souvent là où ont échoué tous les autres médicaments.

BLÉPHARITE.

Duplay.

I. TRAITEMENT LOCAL. — Lotions fréquentes avec une solution tiède d'eau boriquée pour empêcher le séjour des croûtes.

Chaque matin au réveil, appliquer pendant un quart d'heure un tampon de ouate hydrophile imbibée d'une solution antiseptique.

On peut encore se servir de pommades antiblépharitiques, telles que :

Oxyde rouge de mercure. . . . . . . 0 gr. 10
Vaseline. . . . . 10 —

dont on dépose le soir une légère couche sur les paupières. Lorsqu'il y a des ulcérations, on peut tenter de les modifier par une légère cautérisation au crayon de nitrate d'argent, immédiatement neutralisée par le sel marin.

II. Traitement général. — Huile de foie de morue, iodure de fer, pour combattre le lymphatisme ou la scrofule chez les enfants.

Arsenicaux, chez les adultes.

Lannelongue.

I. Traitement local. — Lotions plusieurs fois par jour avec de l'eau tiède de sureau, de l'eau de mélilot ou de l'eau de guimauve.

Lorsque les croûtes sont tombées, employer la formule suivante :

N° 1. Axonge ou vaseline.	15 gr.	
Précipité rouge.	0 — 05	
N° 2. Axonge récente	10 gr.	
Bioxyde de mercure.	0 — 05	
Oxyde blanc de zinc	0 — 50	
N° 3. Axonge.	4 gr.	
Alun ou borax	0 — 10	

Les cautérisations répétées déterminent une inflammation aiguë. Trop éloignées, elles rendent la guérison difficile.

II. Traitement général. — Combattre la diathèse en cause : arthritisme. lymphatisme.

Constantin Paul.

I. Traitement local. — Lotions froides astringentes avec une solution de sulfate de zinc ou de cuivre à 50 centigrammes pour 300. Chaque soir, appliquer à l'aide d'un pinceau une couche de :

Vaseline . . . .   6 gr.
Calomel à la vapeur . . . .   1 —

II. TRAITEMENT GÉNÉRAL. — Purgatifs salins, calomel.

III. HYGIÈNE. — Conseiller le port de lunettes bleues, pour soustraire les yeux à la lumière trop vive, aux poussières, au vent.

Éviter la fatigue des yeux, les veilles prolongées, le travail à la lumière artificielle ou sur des objets trop sombres.

De Wecker.

I. HYGIÈNE. — Propreté rigoureuse de la région Conseiller dans tous les cas des lotions chaudes avec de l'eau simple additionnée de quelques gouttes d'extrait de Saturne ou d'eau savonneuse chaude.

A l'aide d'une petite pince à curette, débarrasser le bord palpébral de toutes les pellicules ou croûtes.

Éviter la tension prolongée de l'accommodation et surtout les veilles et d'une manière générale toutes les causes de congestion (boissons, alcool, etc.).

II. TRAITEMENT INTERNE. — Prescrire les préparations arsenicales et ferrugineuses.

III. TRAITEMENT EXTERNE. — Corriger toute amétropie de l'œil.

Blépharite simple (eczéma furfuracé, rubrum). — Application journalière d'une légère couche d'huile de cade. Se servir pour cela d'un pinceau bien étanche et avoir soin de se tenir à distance des commissures.

Quand les paupières seront raffermies, conseiller aux malades, surtout à ceux qui ont de la tendance à l'acné et à la séborrhée, d'appliquer eux-mêmes, le soir avant de se coucher, une très légère couche de la pommade suivante :

Précipité rouge obtenu par voie humide.......................	5 centigr.
Sous-acétate de plomb liquide....	X gouttes
Vaseline très fraîche	5 gr.

Blépharite hypertrophique (eczéma chronique avec induration du derme). — Recommander l'emploi de la pommade de plomb antiblépharitique :

Emplâtre de plomb....... ⎱	āā 30 gr.
Huile de lin .... ⎰	
Baume du Pérou	1 — 50

Cette pommade doit être préparée fraîche et fréquemment renouvelée. Pour l'appliquer, on se servira de petits ronds de toile, en forme de lunettes, pour recouvrir les yeux pendant le sommeil. Le matin, enlever avec soin, au moyen d'une lotion boriquée chaude ce qui reste de cette pommade.

On pourrait encore conseiller la formule suivante (baume de Saint-Yves) :

Beurre très frais.	90 gr.
Cire blanche.................	15 —
Oxyde rouge de mercure.,.......	10 —
Tuthie préparée	4 —
Camphre trituré	2 — 25
Huile d'œufs.................	2 —

Éviter autant que possible la pénétration de cette pommade dans le cul-de-sac conjonctival.

Enfin, lorsque l'hypertrophie est très accusée, on pourra avoir recours au procédé de Desmarres, qui consiste à faire sur les parties hypertrophiées un tatouage serré de piqûres, à l'aide de deux aiguilles et de passer ensuite une légère couche d'une solution concentrée de nitrate d'argent, qu'on neutralisera immédiatement après avec de l'eau salée. Il se produit ainsi une rétraction autour de chaque piqûre et en raison de la multiplicité des piqûres elle s'étend à toute la paupière.

Blépharite ulcéreuse (eczéma sycomateux, acné mentagra). — Employer les caustiques :

Compresses imbibées de solution de nitrate d'argent, de sulfate de zinc ou de cuivre à 1/300.

Cautérisation directe au crayon de nitrate d'argent, suivie d'une neutralisation au sel marin.

Ferrand.

Toucher le bord des paupières avec :

Borate de soude	1 gr.
Glycérine	10 —
Hydrolat de laurier-cerise	5 —
Eau distillée	100 —

De Saint-Germain.

Blépharite non scrofuleuse. — Faire des onctions sur le bord des paupières avec :

Oxyde de zinc	1 centigr.
Vaseline	30 gr.

Blépharite ciliaire. — Au début, ramollir les croûtes à l'aide de cataplasmes de fécule ou mieux de laitue cuite.

Applications de pommade au précipité jaune.

Si le mal progresse, on peut tenter quelques légères cautérisations.

Brun.

Conseiller le collyre suivant :

Aloès pulvérisé	4 gr.
Décoction de vin blanc	30 —
Eau de roses	30 —
Teinture de safran	XXX gouttes

Valude.

Blépharite ciliaire. — Badigeonnages sur le bord des paupières avec de la glycérine au sublimé.

Au début, on se servira de sublimé à la dose de 1/100, pour arriver aux doses de 1/50, 1/40, 1/30, 1/20, et même 1/15.

Si ce traitement est insuffisant, on peut y ajouter quelques légères cautérisations au nitrate d'argent en solution à 1/20 ou à 1/10.

J. Comby.

Blépharite aiguë. — I. TRAITEMENT LOCAL. — Appliquer, matin et soir, avec un pinceau, sur le bord ciliaire, une des pommades suivantes :

```
No 1. Axonge fraîche............    15 gr.
       Carbonate de plomb........    0 — 30
       Calomel...................    0 — 10

No 2. Vaseline..................    10 gr.
       Précipité blanc........  } āā  0 — 10
       Oxyde de zinc..........  }
       Huile de bouleau ..........  XII gouttes

No 3. Vaseline .................    10 gr.
       Aristol. .................    1 —

No 4. Vaseline.................    10 gr.
       Précipité jaune...........    0 — 20

No 5. Axonge fraîche............    4 gr.
       Précipité jaune ..........    0 — 40
       Teinture de benjoin.......   VII gouttes

No 6. Précipité rouge ..........    0 gr. 10
       Acétate de plomb cristallisé..  0 — 005
       Axonge benzoïnée..........    5 —
       Huile de noisettes..........   V gouttes
```

Nº 7. Glycérine . . . . 100 gr.
Sublimé . . . . 1 —

II. TRAITEMENT GÉNÉRAL. — Traiter l'anémie ou la scrofulose, dont la blépharite est souvent une des manifestations.

Huile de foie de morue.

Séjour à la campagne.

Le séjour au bord de la mer ne convient pas aux scrofuleux qui ont des ophtalmies.

Blépharite chronique. — Recommander les eaux de la Bourboule, d'Uriage, de Challes.

Arm. Trousseau.

I. TRAITEMENT GÉNÉRAL. — S'adresser d'abord à la diathèse. Donner de l'huile de foie de morue, du fer, des vins iodés, de l'arséniate de soude, etc.

Quelle que soit la variété de blépharite, éviter, à l'aide de verres légèrement noircis, la lumière trop vive, les poussières ; fuir tout séjour dans un air vicié, surchauffé ou altéré par la fumée de tabac.

II. RÉGIME. — Prohiber sévèrement les salaisons, la charcuterie, les crustacés, le poisson, les boissons alcooliques, le thé, le café.

III. TRAITEMENT LOCAL. — Laver souvent les yeux à l'eau chaude, afin de les débarrasser des croûtes, lamelles ou concrétions du bord des paupières.

Si l'irritation palpébrale est due à un pince-nez, porté trop près des cils qu'il comprime, changer la monture.

Blépharite érythémateuse. — Appliquer chaque jour sur les yeux pendant un quart d'heure des compresses tièdes trempées dans la solution suivante :

Eau . . . . 300 gr.
Sulfate de zinc . . . . 3 —

Attouchements avec :

Vaseline.......................... 10 gr.
Huile de cade .... 1 —

Soumettre les malades à des cathétérismes réguliers des canaux conducteurs des larmes.

Prescrire aux astigmates des verres cylindriques.

Blépharite eczémateuse. — Le traitement différera, suivant qu'il y a réaction inflammatoire ou non.

1º *S'il y a inflammation*, lotionner les yeux avec la solution suivante, chauffée au bain-marie et tiède :

Eau............................ 350 gr.
Acide borique................. 12 —

La nuit, appliquer des cataplasmes de fécule tièdes, arrosés de cette même solution.

2º *Si l'inflammation est tombée*, mettre sur les paupières, trois fois par jour, pendant une demi-heure chaque fois, des compresses tièdes recouvertes de gutta-percha laminée, trempées dans de l'eau additionnée de XX gouttes d'alcool pour un verre d'eau.

Le soir, enduire le bord ciliaire avec une petite quantité de la pommade suivante :

Vaseline .... 10 gr.
Oxyde de zinc.......... 0 gr. 50 à 1 —

Dans les formes chroniques, faire usage de la pommade suivante :

Vaseline....................... 10 gr.
Précipité rouge................ 5 centigr.

Blépharite pityriasique. — Mettre sur les paupières, matin et soir, pendant dix minutes, des compresses tièdes, trempées dans la solution astringente de sulfate de zinc à 1 gramme pour 100 grammes.

Le soir, enduire les paupières avec :

Vaseline ..
Lanoline................... } àà 5 gr.

ou avec la pommade au précipité rouge, ou avec :

> Vaseline...................... 10 gr.
> Oxyde jaune de mercure .... 1 —

En cas de démangeaisons, prescrire plusieurs onctions par jour avec :

> N° 1. Vaseline.................. 10 gr.
> Résorcine .... 1 —

> N° 2. Vaseline .... 10 gr.
> Acide phénique........... 50 centigr.

Blépharite ulcéreuse. — Nettoyer la base des cils enlever les croûtes avec une pince et appliquer sur, les yeux des compresses trempées dans :

> N° 1. Eau .... 350 gr.
> Acide phénique.............. 2 — 50

> N° 2. Eau...................... 300 gr.
> Sublimé corrosif............ 10 centigr.

Employer ces compresses chaudes, deux ou trois fois par jour, et les maintenir en place pendant une demi-heure.

Toucher les ulcérations, cinq ou six fois par jour, avec la solution suivante :

> Iodol........................ 3 gr.
> Alcool...................... 35 —
> Glycérine .... 62 —

Quand les paupières sont désinfectées et débarrassées des produits de sécrétion, s'adresser aux ulcérations, qu'on guérit, soit en les cautérisant avec la pointe effilée du crayon au nitrate d'argent, soit en les badigeonnant avec un pinceau trempé dans :

> Eau. .... 15 gr.
> Nitrate d'argent. .... 20 centigr.

Fréquemment il est utile d'arracher les cils.

Quand les ulcères sont torpides, les toucher avec la teinture d'iode pure.

Quand les ulcérations sont cicatrisées, mettre des compresses astringentes, matin et soir; la nuit, se servir de la pommade au précipité rouge.

Valude.

La notion étiologique domine tout le traitement des blépharites, qu'il faut diviser en deux grandes classes : 1° la *blépharite scrofuleuse*; 2° la *blépharite ciliaire, herpétique, eczémateuse.*

Blépharite scrofuleuse. — Elle se présente sous deux aspects différents :

1° La *forme hypertrophique*, connue anciennement sous le nom de *tylosis*, assez rare du reste, caractérisée par le gonflement des paupières, l'absence d'ulcérations et de croûtes au bord des cils.

2° La *forme ulcéreuse*, bien plus fréquente, où l'on voit, à la base des cils, des boutons jaunâtres, purulents, donnant lieu à des croûtelles, sous lesquelles se forment des exulcérations.

I. TRAITEMENT GÉNÉRAL. — Quelle que soit la variété de blépharite scrofuleuse, il faut instituer immédiatement le traitement antiscrofuleux, en se rappelant que le séjour au bord de la mer ne convient pas à ces malades, si ce n'est dans certaines conditions, sur des plages bien abritées, dépourvues de sable fin.

On doit ensuite combattre la cause occasionnelle de l'affection, qui est souvent, soit le séjour dans un milieu à air confiné ou vicié, soit une rhinite.

Arracher les cils déviés.

II. TRAITEMENT LOCAL. — Il variera dans les deux formes :

1° *Blépharite hypertrophique.* — On commencera par laver les yeux avec de l'eau boriquée chaude à 4 pour 100.

Le soir, on appliquera sur le bord des paupières la pommade suivante :

Précipité rouge .... 0 gr. 10
Vaseline........................... 10 —

Si la forme est torpide, on ajoute à cette pommade 0 gr. 50 de sous-acétate de plomb.

Si la pommade précédente ne réussit pas, on peut recourir à la pommade au précipité jaune :

Précipité jaune. .... 0 gr. 20
Vaseline........................ 10 —

Cette pommade donne les meilleurs résultats, quand la cornée se prend.

2° *Blépharite ulcéreuse.* — Tant que les yeux sont collés, on prescrit l'application de cataplasmes de fécule. Les cataplames de pomme cuite, en usage dans les familles, peuvent être conservés en raison de l'action astringente de l'acide malique.

Si les ulcérations sont peu prononcées, il suffit de les laver avec de l'eau boriquée ou de l'eau blanche faible.

Lorsqu'elles sont plus accusées, il faut cautériser chaque point ulcéré avec le nitrate d'argent. Elles ont été touchées, dans les cas rebelles, avec une solution de sublimé à 1 pour 500.

Blépharite cillaire, herpétique, eczémateuse. — C'est la forme la plus habituelle chez les adultes. Elle est, en général, liée à l'état herpétique, et souvent causée par des rétrécissements des voies lacrymales.

On ne trouve plus les crénelures ni les ulcérations de la blépharite scrofuleuse ; il n'y a plus de déviation des paupières ni des cils. Mais à la base des cils, on voit des croûtes gris jaunâtre ; le bord libre des paupières est le siège de squames, de croûtelles, de plaques d'eczéma, qui peuvent s'étendre et gagner la peau de la paupière et les joues.

I. TRAITEMENT GÉNÉRAL. — Il faut avant tout combattre l'état diathésique, réglementer le régime alimentaire et s'attaquer aux causes occasionnelles : rétrécissement des voies lacrymales, séjour dans un milieu à poussières.

II. TRAITEMENT LOCAL. — Il variera suivant l'âge et la forme de la lésion.

1° *Forme pityriasique.* — Au début, lorsque les paupières sont peu collées le matin et ne présentent que des squames, on aura recours aux lavages avec l'eau boriquée chaude.

S'il y a démangeaison, on prescrira la pommade suivante :

> Oxyde de zinc.......... 0 gr. 25 à 0 gr. 50
> Vaseline .... 10 —

2° *Forme eczémateuse,* avec croûtes gagnant la joue. — On ordonnera les cataplasmes froids de fécule, pour faire tomber les croûtes ; les lavages à l'eau boriquée concourront au même but.

Quand on aura bien décapé la région, on emploiera la poudre d'amidon et la pommade à l'oxyde de zinc.

3° *Forme eczémateuse chronique.* — On appliquera, pour la nuit, sur les paupières, un petit linge enduit de l'emplâtre suivant :

> Emplâtre de diachylon............. 10 gr.
> Vaseline...................... 40 —

La vitalité des parties pourrait encore être réveillée par l'huile de cade ou bien par l'attouchement avec le liquide suivant :

Eau de laurier-cerise	20 gr.
Glycérine	5 —
Acétate de zinc cristallisé	0 — 20

Ce mélange très énergique doit être employé avec prudence.

On peut encore, dans le même but, employer les solutions de nitrate d'argent de plus en plus concentrées ; on les applique légèrement à l'aide d'un pinceau sur les excoriations eczémateuses des téguments palpébraux ; cette variété de l'affection est très tenace ; il faut parfois en venir aux attouchements avec le crayon de nitrate d'argent.

Enfin, le sublimé, employé à doses concentrées à 1/100, 1/50, à 1/10 même, peut être appliqué sur l'eczéma des paupières sous forme de badigeonnages ; il donne, comme le nitrate d'argent, de bons effets.

BLÉPHARO-CONJONCTIVITE.

De Saint-Germain.

Blépharo-conjonctivite légère des enfants. — Prescrire :

Sulfate de zinc	1 gr.
Hydrolat de roses	50 —
Eau distillée	150 —

Faire dissoudre. Pratiquer des lotions, soit avec un linge fin, soit au moyen d'une éponge.

BLÉPHAROPHIMOSIS.

Voy. *Ankyloblépharon*, p. 18.

BLÉPHAROPLASTIE.

Nélaton.

TECHNIQUE. — *Premier temps.* — Faire une première incision curviligne parallèle au bord libre, à la manière de Celse; une seconde incision faite au-dessous, suivant la même direction, rejoindra la première au niveau de l'angle externe de l'œil.

Circonscrire ainsi un lambeau curviligne à concavité supérieure, qu'on rendra mobile par dissection.

Deuxième temps. — Faire ensuite, du côté externe du lambeau, une perte de substance correspondant exactement par ses dimensions à la hauteur, dont on veut élever la paupière inférieure.

Troisième temps. — Fixer par des points de suture l'extrémité libre du lambeau à la lèvre la plus éloignée de la perte de substance.

Suturer aussi les bords du lambeau, en commençant par les plus rapprochés de l'extrémité.

Par ce procédé, on cherche à produire l'ascension de la paupière et à exercer en même temps une action constante dans ce sens.

Valude.

1° Réparer la paupière au moyen de la peau du voisinage par autoplastie faciale.

2° Si, pour une raison ou une autre, cette opération était contre-indiquée, se contenter de la suture palpébrale et laisser la surface avivée se cicatriser à plat sous un pansement.

BLÉPHAROSPASME.

. Panas.

Tic douloureux. — Il faut le traiter par la compression des points d'arrêt ou par la médication antinévralgique.

Blépharospasme essentiel et indolore. — I. TRAITEMENT MÉDICAL. — Il faut agir sur le système nerveux par le bromure, l'antipyrine, l'hydrothérapie chaude. Les révulsifs et l'électricité statique sont également indiqués.

II. TRAITEMENT CHIRURGICAL. — La résection et l'élongation des nerfs sus et sous-orbitaires sont loin d'être toujours efficaces.

Duplay.

Employer les moyens opposés aux névralgies rebelles : les injections, l'électrisation, la cautérisation ignée, le massage et la dilatation forcée.

1° *Injections.* — Faire des injections morphinées.

2° *Électrisation.* — Pratiquer l'électrisation par les courants continus, en appliquant le pôle positif sur le muscle contracturé et le pôle négatif sur la nuque.

Ne pas dépasser, en général, 10 milliampères.

Faire durer les séances de trois à cinq minutes, avec quelques interruptions.

3° *Cautérisation ignée.* — Employer le thermo-cautère ou le galvano-cautère.

Tracer avec la pointe de l'instrument une cautérisation linéaire, parallèle au bord des paupières et distante d'un demi-centimètre.

Toute l'épaisseur de la peau doit être comprise dans cette cautérisation.

4° *Massage.* — Le massage forcé du muscle orbiculaire consiste à enduire de vaseline la peau des paupières et à faire avec les pouces des frictions divergentes aussi énergiques que possible, afin de distendre les fibres du muscle.

Durée des séances : sept à dix minutes.

Le traitement devra être continué plusieurs semaines.

5° *Dilatation forcée.* — Faire la dilatation forcée du muscle orbiculaire à l'aide d'écarteurs, après une instillation de solution de cocaïne.

Exercer des tractions énergiques.

Terrier.

Recourir à un traitement palliatif.

Utiliser les lotions antispasmodiques et anesthésiques, les injections sous-cutanées de morphine, les courants continus, la compression des nerfs sus- et sous-orbitaires.

La dilatation forcée du sphincter palpébral avec ou sans anesthésie peut être expérimentée.

De Wecker.

Blépharospasme traumatique. — Cette première variété étant généralement due à la pénétration d'un corps étranger, il faut s'efforcer de le découvrir, en ayant recours aux anesthésiques.

Blépharospasme inflammatoire. — 1° Traiter, s'il y a lieu, les pustules conjonctivales et les efflorescences phlycténulaires de la cornée qui coïncident fréquemment.

2° Agir directement contre le spasme par une dilatation forcée de la fente, à l'aide de deux écarteurs pleins ou par une incision de la commissure avec élargissement définitif de la fente.

Blépharospasme lié au tic convulsif de la face. —

I. TRAITEMENT LOCAL. — 1° Chercher si la compression modérée d'une des branches du trijumeau arrête le spasme et pratiquer dans ce cas la section ou la résection du nerf, qui sera généralement le sus-orbitaire.

Pénétrer sous la peau du côté de la tempe, à l'aide d'un ténotome que l'on fait glisser le long du sourcil.

Inciser vigoureusement le périoste au-dessus de la réunion du tiers interne avec le tiers moyen du bord osseux.

2° En cas d'échec, on aura recours à l'électrisation sous forme de courants continus. Placer le pôle négatif sur les parties contractées de l'orbiculaire et le positif sur l'apophyse transverse de la 5e vertèbre cervicale.

II. TRAITEMENT GÉNÉRAL. — A l'intérieur, on prescrira l'ésérine :

> Ésérine...................... 0 gr. 01
> Eau distillée .... 200 —

De une à quatre cuillerées à bouche, par jour.

De Saint-Germain.

I. TRAITEMENT GÉNÉRAL. — Médication générale anti-nerveuse : bromure de potassium, douches, exercice modéré.

II. TRAITEMENT LOCAL. — Les verres convexes sont indiqués contre l'hypermétropie ; employer des verres faibles, s'il existe de l'emmétropie.

Nélaton.

Pratiquer la *névrotomie* des nerfs sus-orbitaires, pour les blépharospasmes douloureux.

3.

Cette opération est simple et exempte de dangers.

Les effets immédiats sont satisfaisants; des récidives sont quelquefois observées.

Dans ce dernier cas, employer des courants continus.

BRULURES DU GLOBE OCULAIRE.

Panas.

Les brûlures des yeux sont le plus souvent produites par des corps métalliques incandescents; elles peuvent l'être aussi par des parcelles de charbon ou des gaz en combustion, le soufre, le phosphore, des vapeurs, des liquides bouillants et des caustiques chimiques, liquides ou solides.

Brûlures par les corps métalliques incandescents. — Les corps qui n'agissent que par la chaleur produisent des lésions moins graves que ceux qui exercent, en outre, une action chimique. De toutes ces brûlures, les moins graves sont celles que produisent les corps métalliques incandescents, ce qui tient à ce que ces corps produisent des plaies aseptiques. La principale indication est de calmer la douleur; ce résultat est obtenu par des instillations répétées d'une solution de chlorhydrate de cocaïne au 1/20.

Brûlures compliquées de la présence du corps étranger. — Le pronostic peut être rendu grave par la présence du corps étranger incrusté au point brûlé.

La première indication est donc alors d'enlever le corps étranger; il faut faire cette petite opération de suite à moins que, les parcelles étant très nombreuses, il n'y ait intérêt à faire au préalable des applications de compresses froides ou une instillation de cocaïne, ce qui favorisera l'élimination spontanée de la plupart des parcelles.

Brûlures par les caustiques chimiques et par les

flammes. — Les caustiques chimiques produisent des lésions profondes et graves.

Les brûlures produites par les flammes sont, en général, assez étendues.

Dans ces deux cas on peut observer des accidents graves, dus surtout à une vive réaction de l'œil brûlé.

Dans les cas de brûlure par les caustiques, la première indication consiste dans l'emploi de l'eau froide en abondance. Plus tard, il faut employer les lavages antiseptiques.

Il ne faut jamais oublier de porter son attention sur les culs-de-sac conjonctivaux, car les adhérences se produisent rapidement. Que faire en pareil cas? A mesure que les adhérences se forment, il faut détruire les brides cicatricielles avec une sonde ou bien faire usage de corps gras ou de coques de verre qui jouent le rôle d'isolateurs.

Enfin, si la réaction inflammatoire est vive, il faut avoir recours aux compresses chaudes, qui ont l'avantage de hâter le dégorgement des tissus; on se trouvera bien aussi d'applications de ventouses ou de sangsues au niveau de la tempe.

Duplay.

I. Traitement des brulures. — Pratiquer d'abord des lavages à grande eau.

1° *Brûlure par un acide.* — Si la brûlure est produite par un acide, faire des injections abondantes dans les culs-de-sac conjonctivaux avec une solution alcaline de bicarbonate de soude à 1 pour 100.

2° *Brûlure par la poix.* — Si la brûlure est produite par la poix bouillante, employer l'huile d'amandes douces.

3° *Brûlure compliquée de la présence d'un corps étranger.* — Extraire les corps étrangers et opérer ensuite un lavage antiseptique au sublimé à 1 pour 1000. Faire des applications continues de compresses trempées dans une solution boriquée, refroidie par des fragments de glace.

Il est bon de ne placer des sachets de glace sur les paupières que lorsque la réaction inflammatoire s'est produite.

II. TRAITEMENT DES COMPLICATIONS. — Si, au cours du traitement, on remarque des ulcérations de la cornée, employer des instillations de collyre à l'ésérine pour diminuer la tension et faire un peu de compression du globe oculaire.

S'il y a menace de rupture de la cornée, prévenir la perforation par la ponction du fond de l'ulcère avec la pointe du galvano-cautère.

Empêcher la formation d'adhérences après la chute des escarres à l'aide de minces bandelettes de protective au fond du cul-de-sac conjonctival.

Kirmisson.

Brûlures par les liquides corrosifs. — Soumettre l'œil à des lavages prolongés, pour tâcher d'enlever toute trace de liquides corrosifs.

En cas de brûlure par un acide violent, les lavages seront légèrement alcalins.

Si la brûlure est produite par un alcali, on se servira de lavages légèrement acides.

Brûlures compliquées par la présence d'un corps étranger. — Extraire les corps étrangers.

Pour retirer les corps étrangers, lorsqu'ils ont profondément pénétré dans la conjonctive ou la cornée, ce qui présente souvent des difficultés, employer les instillations d'huile d'amandes douces, d'eau sucrée lorsque de la chaux aura été introduite entre les lames de la cornée, car le sucre forme avec la chaux un saccharate soluble facile à expulser. Ces instillations devront être très souvent répétées, afin d'enlever à chaque opération une assez grande quantité de matière.

On activera la guérison des ulcérations de la cornée, si elle tarde trop à se produire, par l'application de compresses chaudes. Quand l'œil menace de se rompre, employer la compression.

Brûlures compliquées d'adhérences. — Il arrive que, dans les cas de brûlures de la conjonctive, des adhérences se produisent entre la face interne des paupières et le globe de l'œil. Pour les éviter, isoler les parties en contact à l'aide de corps gras : vaseline ou huile d'amandes douces. Si une cicatrice vicieuse tend à se produire, la déchirer quotidiennement avec l'extrémité d'un stylet mousse.

Diriger autant que possible la cicatrisation par des cautérisations répétées de nitrate d'argent.

Arm. Trousseau.

Brûlures par les bases caustiques (potasse, chaux). — Nettoyer très soigneusement la cornée et les culs-de-sac conjonctivaux, puis faire de grands lavages à l'eau phéniquée à 1 pour 200.

Dans les brûlures par la chaux, neutraliser la base par un acide très dilué.

Brûlures par les métaux en fusion. — Pratiquer un nettoyage complet de l'œil, enlever avec soin les parcelles métalliques qui seraient fixées sur l'œil et appliquer ensuite des compresses d'eau boriquée ou phéniquée.

BUPHTALMIE.

Galezowski.

Pratiquer l'*ophtalmotomie* ou *sclérochoriotomie* postérieure (1).

(1) Voy. *Hémorragies*, p. 154.

CANCER DE L'ŒIL.

De Saint-Germain.

Il faut énucléer l'œil aussitôt que l'apparition des bosselures caractéristiques enlève tous les doutes sur l'existence d'un cancer. Cette opération, faite au début de l'affection, est la seule chance de guérison qui reste au malade.

Après l'extirpation de l'œil, la récidive est très fréquente sur le moignon du nerf optique, qui bourgeonne et devient fongueux.

Pour l'énucléation, on peut employer la méthode de Bonnet ou celle de Tillaux, qui est la meilleure (1).

Lorsque la maladie n'est pas arrêtée dès le début, que la capsule fibreuse est prise, il ne s'agit plus d'énucléer, mais d'exciser le globe de l'œil, souvent aux dépens des parties circonvoisines.

L'accident le plus à redouter dans cette opération étant l'hémorragie, on la pratique à l'aide du galvano-cautère ou des flèches de Canquoin. Les flèches de Canquoin sont très utiles dans beaucoup de cas, mais étant donnés, dans celui qui nous occupe, les résultats inévitables de l'opération, il est préférable d'employer le thermo-cautère ou même à la rigueur un simple bistouri pour terminer promptement l'opération.

CANCER DE L'ORBITE.

Nélaton.

Le seul traitement est l'extirpation.

Conserver, autant que possible, le globe oculaire, si la vue est intacte.

(1) Voy. *Énucléation de l'œil.*

Si la vision est perdue ou très altérée, ne pas hésiter à opérer largement dans les parties saines, enlever l'œil en même temps et même, si le périoste et les os sont envahis, les enlever largement.

CANCER PALPÉBRAL.

Panas.

Faire l'excision complète du produit anormal. L'opération doit être préférée à l'emploi des caustiques chimiques ou du cautère.

Si la conjonctive bulbaire est envahie, l'énucléation devient nécessaire.

Lorsque la totalité de la paupière est sacrifiée, la création d'une nouvelle paupière ou *blépharoplastie* est nécessaire (1).

Terrier.

I. Traitement médical. — Les applications locales de chlorate de potasse n'offrent pas une grande sécurité.

II. Traitement chirurgical. — Détruire la masse morbide, en l'enlevant avec le bistouri, quitte à pratiquer une *blépharoplastie*, de préférence à l'emploi des caustiques.

Constantin Paul.

Pratiquer des lotions avec une solution de chlorate de potasse et prescrire la pâte arsenicale de Manec :

    Acide arsénieux. . . . .   1 gr.
    Sulfure de mercure. . . . .   3 —
    Eponge calcinée . . . .   6 —

(1) Voy. *Blépharoplastie*, p. 42.

Valude.

Si le néoplasme n'a pas encore atteint le canal nasal, pratiquer l'extirpation, en ayant soin de la poursuivre en profondeur jusqu'à ce que les limites du mal soient dépassées.

Si la tumeur a gagné les fosses nasales et les divers sinus attenants, le traitement doit être essentiellement énergique. L'exérèse sanglante doit être pratiquée largement et le chirurgien n'hésitera pas à l'y poursuivre, en s'aidant d'un large débridement des cavités envahies.

I. Technique. — Le procédé mis en pratique doit être le suivant :

Section du nez sur toute la longueur jusqu'à la base (portion osseuse et cartilagineuse) par une incision portant tout à côté de la ligne médiane ; section des parties molles et des cartilages avec les ciseaux, de la branche montante du maxillaire et des os propres du nez avec la pince de Liston. La partie latérale du nez est ensuite ouverte comme un volet et, la cavité nasale étant mise à découvert, la destruction du néoplasme et de ses prolongements s'exécute aisément.

Le nez et le canal nasal étant largement ouverts, on peut aisément évider toutes les cavités par curettage ; l'incision préparatoire est fermée ensuite par des sutures.

II. Soins consécutifs. — On doit éviter de refermer la plaie de l'angle interne de la paupière par une restauration primitive, à l'aide d'un lambeau ou autrement. Il est préférable d'utiliser le mode de restauration secondaire, afin de pouvoir surveiller et détruire les récidives et afin d'effectuer une restauration de moindre importance lorsque le bourgeonnement de la plaie en a diminué l'étendue.

Quand le cancroïde n'est pas étendu au delà de l'entrée du canal nasal, on peut s'attendre à une guérison définitive. Dans ce cas d'ailleurs, en raison des récidives qu'on pourrait avoir à réprimer, il faut panser à plat et s'abstenir de toute restauration autoplastique immédiate.

Dans les cas plus graves, où on doit poursuivre le mal jusque dans les fosses nasales et les sinus, l'opération, tout en ne donnant qu'un résultat temporaire, est encore à recommander, en raison du soulagement marqué, qu'elle apporte au malade.

Nélaton.

I. INDICATIONS OPÉRATOIRES. — Si les ulcérations cancéreuses sont petites, superficielles, éloignées du bord libre, les faire disparaître avec les caustiques ou le bistouri.

Si une portion osseuse très étroite est adhérente, il faut la réséquer.

II. CONTRE-INDICATIONS. — S'abstenir de toute opération chez les personnes âgées ou lorsque le cancer envoie des prolongements trop étendus dans les régions voisines et principalement dans l'orbite.

III. TECHNIQUE. — Circonscrire la tumeur entre les deux branches d'une incision en V, verticale, ou horizontale selon le cas.

Si on ne peut la circonscrire, saisir avec une pince la partie du bord libre ulcérée, l'éloigner du globe oculaire et l'exciser avec des ciseaux.

Recourir à l'excision avec le bistouri, en respectant la conjonctive, si l'ulcération est très large.

Combler par un lambeau autoplastique la perte de substance qui en résulte.

Si l'ulcération comprend toute l'épaisseur de la

paupière, enlever sans hésiter totalement celle-ci et pratiquer ensuite la *blépharoplastie* (1).

CANTHORRHAPHIE.

Panas.

Technique. — Aviver les deux bords correspondants des paupières, dans l'étendue de 3 à 6 millimètres en hauteur.

La partie excisée devra comprendre aussi les bulbes des cils, après quoi, un ou deux points de suture et l'application du bandage compressif suffisent pour obtenir la réunion.

Fréquemment, on voit la nouvelle commissure, tiraillée en haut d'une façon disgracieuse dans les mouvements d'élévation de l'œil.

De Graefe a proposé de combiner à la *tarsorrhaphie* l'incision d'un triangle de peau vers la tempe, comme cela se pratique dans le procédé opératoire, dit de Duffenbach, pour certains ectropions de la paupière supérieure.

CATARACTE.

Panas.

Antisepsie de l'œil dans l'opération de la cataracte. — Aujourd'hui qu'on fait une rigoureuse antisepsie les accidents suppuratifs, consécutifs à l'opération de la cataracte, sont devenus extrêmement rares.

L'asepsie absolue et préalable du champ opératoire, surtout des paupières et des culs-de-sac, au moyen

(1) Voy. *Blépharoplastie*, p. 42.

de la solution de biiodure au vingt-millième, suffit en général ; pourtant il y a parfois encore des accidents de suppuration.

En étudiant le mécanisme de la suppuration, on constate, tout d'abord, d'une façon constante, que les bords libres des paupières contiennent, surtout à la paupière inférieure, des microbes donnant toujours des cultures de staphylocoques *aureus* ou *albus*. Ces cultures, inoculées dans l'œil de lapins, produisent souvent des abcès et même la fonte purulente de l'œil.

L'œil du sujet en expérience, sur lequel on recueille les sécrétions que l'on ensemence, étant, au préalable, lavé avec la solution biiodurée (bords libres et culs-de-sac), on a encore des cultures fertiles, mais en moindre quantité.

Après ce lavage, si on brosse le bord palpébral et les culs-de-sac avec l'huile biiodurée, les cultures sont, cette fois, presque stériles.

Elles le deviennent tout à fait lorsqu'on procède ainsi : d'abord, lavage au biiodure au vingt-millième, puis dégraissage avec le carbonate de soude, brossage avec l'huile biiodurée au deux-millième et maintien d'une couche de cette huile en contact avec les bords palpébraux et les culs-de-sac pendant quinze heures.

Ce lavage doit avoir lieu la veille au soir et doit être suivi de l'application d'un bandeau ouaté que le malade garde jusqu'au moment de l'opération.

Cette pratique donne d'excellents résultats et est bien préférable à l'emploi des solutions antiseptiques.

On n'a jamais d'irritation par ce moyen et le résultat le plus net est une asepsie absolue du champ opératoire, vérifiée bactériologiquement ; cent soixante-dix opérations de cataracte, pratiquées après application de cette méthode, n'ont pas donné un cas de suppuration.

Le problème de l'asepsie absolue du champ opératoire dans la cataracte paraît donc résolu.

Cataracte supra-mûre. — L'immaturité de la cataracte consiste, au point de vue anatomo-pathologique, dans la non-opacification des couches supérieures et antérieures du cristallin.

Il y a deux processus d'opacification : l'un aboutissant à la *cataracte dure*, l'autre à la *cataracte molle*.

Le cristallin, qui est un épithélium, subit la dégénérescence sénile. Tout autour du noyau ainsi sclérosé, les couches périnucléaires s'altèrent et prennent une couleur grisâtre, puis le processus finit par gagner les couches sous-cristalloïdiennes. La cataracte n'est presque jamais capsulaire. Seul, l'épithélium hexagonal sous-capsulaire peut être atteint. La maturité ne commence donc que quand le processus a gagné toutes les couches de la cristalloïde antérieure. On extrait le cristallin en laissant la capsule, et si la cataracte n'était pas mûre, les fibres resteraient adhérentes à la capsule, qui, déjà en voie de s'opacifier, amènerait une cataracte secondaire au bout de quelques jours.

La maturité peut donc se définir : le détachement spontané des fibres cristalliniennes de leurs adhérences antérieures.

Dans la cataracte supra-mûre, le cristallin est devenu une véritable poche kystique, qu'il suffit de piquer pour qu'elle se vide. Mais à une période plus avancée, la cataracte peut avoir contracté des adhérences avec l'iris; il peut se faire aussi que la zonule soit rompue ou facile à rompre, ce qui amènerait une luxation du cristallin en même temps qu'une cataracte. Dans ce cas, l'humeur vitrée s'échappera au premier coup de couteau.

On voit donc l'importance du diagnostic, l'intervention variant suivant le cas.

En cas d'adhérences de l'iris, on doit pratiquer l'*iri-dectomie.*

S'il y a luxation du cristallin, on doit faire une *sphinctérectomie,* et extraire le cristallin dans sa totalité avec la cuiller de de Graefe. L'opération doit être faite sous le chloroforme, de façon à ce que le malade ne puisse remuer, ce qui ferait écouler de l'humeur vitrée.

Ce mode de procéder n'occasionne pas de réaction et donne de remarquables résultats.

Cataracte chez les diabétiques. — Ordonner, au début, l'antipyrine à la dose de 3 grammes. L'antipyrine réussit là où ni le régime, ni les autres médicaments n'ont pu abaisser le taux de glycose au-dessous d'une quantité donnée. Son action se fait sentir, alors même qu'on continue à accorder au malade une petite quantité de féculents.

Cataracte congénitale. — I. TRAITEMENT PAR LA DISCISSION. — La discission, inacceptable chez l'adulte, ne saurait se généraliser lorsqu'il s'agit d'enfants. Il est préférable d'y renoncer de même que pour les cataractes secondaires, afin de donner la préférence à l'extraction. La simplicité d'exécution, les suites prétendues plus bénignes ont généralement fait opter pour la discission, mais ce ne sont là que des apparences.

1° *Inconvénients.* — Cette opération, en effet, est plus qu'une piqûre de la cornée; elle peut traumatiser gravement le corps vitré, tissu essentiellement apte à réagir. La présence de masses corticales abondantes dans l'œil provoque à son tour de l'iritis et pousse parfois au glaucome, car la discission transforme la cataracte spontanée en une cataracte traumatique toujours dangereuse. Après résorption, on trouvera des cataractes secondaires épaisses, comme on n'en trouve jamais après l'extraction.

Enfin, en retirant l'aiguille, on peut provoquer l'enclavement de la capsule, ce qui n'est pas sans gravité. Tout cela fait de la discission un procédé incertain, d'autant plus que le diagnostic entre les cataractes dures et les cataractes molles non laiteuses justiciables de la discission ne peut pas être fait. Si l'on ajoute encore que les suites de l'opération par l'extraction sont des plus simples et que quarante-huit heures suffisent pour que la chambre antérieure se rétablisse, on conviendra que l'extraction doit être adoptée comme méthode générale.

2° *Indications.* — La discission devra être réservée pour les seules cataractes liquides.

II. TRAITEMENT PAR L'EXTRACTION. — Lorsque la cataracte a des tendances à devenir siliqueuse, plus que jamais il faut repousser la discission, pour se servir de l'extraction, cette méthode unique pour tout âge.

Dans ce cas, il faut de plus tout enlever : souvent dans ces yeux la zonule est rompue; le corps vitré sort avant le cristallin.

Technique. — Chloroformer les malades et introduire une curette dans l'œil après avoir fait une *iridectomie,* qui trouve ici une des plus rares et plus formelles indications dans l'opération de la cataracte. Il faudra pêcher, harponner le cristallin avec la curette, en évitant toute pression et refermer immédiatement les paupières. Voilà la marche à suivre dans les cas de ce genre; elle peut ne pas être sans déboire, mais c'est la seule rationnelle.

L'extraction devra être pratiquée en même temps qu'une petite *sphinctérectomie,* s'il y a trop de masses incomplètement cataractées. On peut parfois réussir d'emblée. S'il y a une opération secondaire à faire, l'extraction de la membrane en partie ou en totalité donnera le meilleur résultat que l'on puisse espérer.

C'est l'extraction en deux temps du cristallin et de sa capsule.

Mauvaise pour l'enfant, la discission serait encore plus mauvaise pour un malade adulte, dont le cristallin a sûrement un noyau.

III. Traitement par le broiement. — Il est toujours nuisible et il n'y a à établir ici aucune comparaison avec la lithotritie.

Duplay.

Cataracte capsulaire. — Pratiquer dans certains cas, surtout lorsqu'il existe des adhérences à l'iris, une *iridectomie*, dans le but d'établir une pupille artificielle et d'obvier à la complication d'un glaucome.

Quand on a opéré l'extraction, après la sortie du cristallin, on saisit avec des pinces spéciales la portion de la capsule opaque et on l'extrait isolément.

Cataracte traumatique. — Si la lésion de la capsule n'est pas très étendue, tout le traitement consiste à favoriser la cicatrisation de la plaie de la cornée, lorsqu'il en existe une, par des lotions antiseptiques et l'application d'un bandeau compressif.

Pour diminuer la tension de l'œil et favoriser la résorption, on se sert souvent d'instillations d'ésérine ; mais, pour les malades encore jeunes, les instillations d'atropine sont préférables, car elles empêchent les adhérences de l'iris et permettent d'observer les changements qui surviennent dans la transparence du cristallin.

Les larges ouvertures de la capsule et le gonflement de la masse du cristallin provoquent des accidents inflammatoires. On y remédiera par une iridectomie préventive.

L'opération sera faite de bonne heure, surtout si un glaucome se développe.

S'il existe un corps étranger dans le cristallin ou lorsque le cristallin est tombé dans la chambre antérieure, pratiquer l'extraction précoce avec iridectomie.

Quand il n'y a ni déplacement de la lentille ni plaie de la capsule, on doit remettre l'extraction jusqu'à ce que toute inflammation ait disparu.

Lorsqu'on se trouve en présence d'une cataracte ancienne, d'origine traumatique, on traitera suivant l'âge du sujet et suivant l'existence ou l'absence de complications du côté des membranes profondes de l'œil. Chez les jeunes gens, on pratiquera des *discissions* répétées ; pour les adultes, l'*extraction* avec iridectomie.

S'il est reconnu, enfin, qu'un corps étranger se trouve placé derrière le cristallin affecté, et si des phénomènes sympathiques se développent dans l'autre œil, il faut sans retard pratiquer l'*énucléation*.

Lannelongue.

I. Traitement médical. — La guérison de la cataracte sans opération est très rare et elle n'a lieu que dans certains cas spéciaux, sous l'influence de dyscrasies ou d'altérations locales.

Certains troubles du cristallin peuvent présenter tous les symptômes de la cataracte, lorsque la nutrition de la lentille s'altère sans que la forme des fibres cristalliniennes soit elle-même modifiée. La guérison peut alors se faire spontanément ou sous l'influence d'un traitement dirigé contre la maladie fondamentale. Mais ces cas, très peu fréquents d'ailleurs, sont dus à des opacités du cristallin et ne tiennent en rien à la cataracte véritable.

Dans quelques cas, surtout traumatiques, où l'on observe la disparition du cristallin, devenu opaque, la même lésion qui a déterminé la maladie peut parfois opérer sa guérison. En effet, le cristallin se trouvant par suite de traumatisme en contact avec l'humeur aqueuse se trouble et se gonfle et il peut arriver ensuite qu'il se dissolve spontanément.

Pour éviter l'irritation de l'iris, il est nécessaire, dans ces cas, de dilater fortement la pupille. Si, malgré cela, une iritis survient, on la traite par les moyens ordinaires (1).

La guérison peut aussi quelquefois se produire à la suite d'un coup violent, agissant à la manière de l'opération par déplacement ; à la suite de résorption dans les cataractes congénitales ou par l'influence d'un traitement approprié à la cause première de la maladie (choroïdite, diabète, etc.) et arrêtant à temps son développement.

En somme, les cas où l'on n'est pas obligé de recourir à une opération chirurgicale sont exceptionnels et l'on peut dire que le traitement médical (révulsifs, mercuriaux, iodure de potassium, belladone) reste sans résultat.

II. TRAITEMENT PAR L'ÉLECTRICITÉ. — L'influence de l'électricité sur la rétine est nuisible et on doit rejeter, quant aux yeux, ce moyen de traitement.

Tillaux.

I. INDICATIONS OPÉRATOIRES. — Lorsque l'opération est décidée, il faut attendre que la cataracte soit mûre, c'est-à-dire que les couches corticales soient complètement opaques.

Une opération prématurée laissant les parties encore transparentes emprisonnées dans la capsule cristallinienne qui se referme sur elles à la manière d'une bourse, expose à la formation d'une cataracte secondaire, plus difficile à guérir que la cataracte primitive.

(1) Voy. *Iritis*, p. 162.

Lorsque la maladie n'atteint qu'un seul œil, il ne faut pas pratiquer l'opération, à moins de nécessité absolue, lorsque la profession du malade exige l'usage des deux yeux.

Si les deux yeux sont affectés, opérer dans une première séance celui qui a été atteint le premier et traiter le second dans une autre séance.

Choisir pour l'opération une saison de température moyenne, l'automne de préférence.

II. Précautions a prendre avant l'opérat   n. — Avant l'opération, s'assurer que le mala   e tousse pas, ce qu'il faut éviter, et préparer la cha   e noire où il doit séjourner.

Administrer, la veille, un purgatif salin.

III. Antisepsie opératoire. — Au moment de l'opération, pratiquer un soigneux lavage des paupières et des culs-de-sac conjonctivaux avec une solution d'acide borique à 40 pour 1000 ou bien avec du sublimé au 2/1000.

Insensibiliser l'œil avec de la cocaïne ou du chloroforme, si le malade l'exige ; enfin recouvrir l'autre œil d'un bandeau.

IV. Soins consécutifs. — Après l'opération, laver de nouveau l'œil avec l'acide borique et pratiquer une légère compression à sa surface avec un tampon de ouate hydrophile et une bande de flanelle.

Renouveler le pansement, les jours suivants.

Cataractes traumatiques. — On n'est autorisé à pratiquer l'*extraction* que lorsque des accidents glaucomateux se déclarent ou pour des considérations spéciales d'esthétique, car cette variété est souvent compliquée d'adhérences capsulaires, qui rendent l'opération plus difficile et en compromettent le résultat.

Terrier.

Traitement par l'extraction. — 1° *Anesthésie*

— Employer, pour provoquer l'anesthésie de l'œil, l'instillation de quelques gouttes d'une solution de chlorhydrate de caféine à 2,50 pour 100.

2° *Différents modes opératoires.* — Les divers procédés d'extraction de la cataracte peuvent être rangés sous les trois chefs suivants :

A. *Extraction à grand lambeau,* ou *méthode de Daviel.* — La caractéristique de cette méthode, c'est que le lambeau intéressant, la demi-circonférence de la cornée, est situé tout entier dans l'épaisseur de cette membrane.

Les inconvénients de la méthode de Daviel sont de faire une plaie trop large au globe oculaire et de former un lambeau cornéen si vaste que sa nutrition est quelquefois compromise.

B. *Extraction linéaire de de Graefe.* — Ici on s'éloigne, au contraire, de la cornée, pour faire une incision rectiligne dans le limbe scléro-cornéen, à très peu de distance par conséquent de la périphérie de l'iris et du corps ciliaire.

L'opération de de Graefe fait une plaie, qui, se rapprochant autant que possible de la forme d'un grand cercle de la sphère oculaire, se ferme avec la plus grande facilité ; mais elle expose à de graves accidents, vu la proximité du corps ciliaire et de la zone de Zinn.

C. *Extraction à petit lambeau intracornéen, avec ou sans iridectomie.* — C'est une méthode intermédiaire qui est généralement adoptée aujourd'hui.

Delens.

Cataracte congénitale. — Le traitement diffère selon la variété dont il s'agit, mais elle doit être opérée de bonne heure, à moins de complications graves du côté des membranes profondes.

Traiter les formes molles par la *discission*, la cataracte liquide par l'*aspiration*, la cataracte nucléolaire par l'*extraction*.

orsque, dans la cataracte zonulaire, l'opacité est très circonscrite, l'*iridectomie* ou même la section du sphincter pupillaire permettent aux rayons lumineux de parvenir plus sensiblement au fond de l'œil.

Si l'opacité est étendue, on a recours à l'extraction.

Homer a conseillé d'extraire le cristallin dans sa capsule, mais ce moyen est trop périlleux pour être conseillé d'une façon générale.

Javal.

Soins consécutifs a l'opération. — Après l'opération de la cataracte, les malades doivent porter des lunettes teintées pendant quinze jours à un mois. Les coquilles, qui entourent mieux l'œil que les verres ordinaires, et les verres teintés en bleu par l'oxyde de cobalt paraissent mériter la préférence dans cette circonstance.

Galezowski.

I. Anesthésie dans la cataracte. — Dans la cataracte, l'action de la cocaïne est d'autant plus complète que l'on a affaire à un œil sain.

Une demi-heure avant l'opération, injecter toutes les cinq minutes une goutte de la solution au 1/40. Quelques minutes avant l'opération, on peut instiller une goutte d'éscrine pour amener la contraction de la pupille et supprimer l'effet mydriatique de la cocaïne.

Dans la discission de la cataracte, molle ou demi-molle, le temps douloureux de l'opération qui est la fixation du globe de l'œil avec la pince à griffes et la piqûre de la cornée, est rendue insensible après anesthésie par la cocaïne.

II. Excision de l'iris. — Lorsque, dans une cataracte, les masses corticales sont visqueuses et font corps avec le noyau et la capsule, de telle façon que la sortie soit laborieuse, pratiquer avec les ciseaux une excision du bord libre de l'iris pour faciliter la sortie du cristallin.

Dans la grande majorité des cas, l'excision de l'iris doit être aujourd'hui abandonnée ainsi que l'incision périphérique de la cornée.

Pour éviter le prolapsus du corps vitré et obtenir la cicatrisation de la plaie sans hernie ni enclavement de l'iris, faire un lambeau semi-elliptique de la cornée, distant de 2 millimètres du bord supérieur sclérotical et s'abstenir d'exciser l'iris.

III. Suture de la cornée et de la sclérotique. — Il n'est pas nécessaire de procéder à la suture de la cornée, après l'opération de la cataracte, cependant il se produit parfois des accidents et des hernies du vitreum, dans les jours qui suivent l'opération même. L'opération réalise la coaptation des deux lèvres de la plaie qui, sans elle, tendent à rester largement béantes.

La suture de la cornée, dans les hernies vitréennes post-opératoires, doit être pratiquée avec l'aide de l'anesthésie générale à cause de la sensibilité du globe oculaire.

La suture de la cornée et de la sclérotique peut être opérée non seulement dans tel ou tel point de la cornée et de la sclérotique, mais encore dans toute l'étendue de la coque oculaire, pourvu que l'on prenne toutes les précautions nécessaires afin d'éviter la pénétration trop profonde de l'aiguille dans l'intérieur du globe.

Il serait dangereux et d'ailleurs inutile de généraliser trop l'application des sutures cornéennes mais cette opération devient indispensable dans des cas spéciaux de contusion ne cédant que devant une intervention chirurgicale et pouvant causer la perte de l'œil, amenant souvent après l'opération de la cataracte une hernie de l'iris ou un écoulement du corps vitré qui peuvent avoir de très redoutables conséquences.

On devra aussi la pratiquer dans des cas de blessures graves, de plaies pénétrantes de la cornée et de la sclérotique.

L'opération a été couronnée de succès dans chacun de ces cas particuliers.

1° *Choix des instruments.* — Le choix des instruments jouant un très grand rôle, surtout pour ce qui concerne les aiguilles, il est bon de donner à ce sujet quelques indications.

a) Se servir de préférence du *blépharostat coudé* pour l'écartement des paupières ;

b) Quant aux *aiguilles* qui ont été faites suivant mes indications, elles constituent une sorte de couteau de de Graefe, courbé sur son tranchant, très pointu et tranchant sur les deux bords dans toute sa longueur. Du côté du chas, l'aiguille est aplatie dans le sens opposé, de façon que le fil, double et plié dans le trou d'aiguille, passe sans difficulté dans la plaie et ne provoque ni secousse violente, ni déchirement des bords de la plaie. Ces aiguilles sont de trois grandeurs et s'adaptent aux différentes plaies de la cornée et de la sclérotique.

c) Les *pinces à fixer* doivent être pourvues de plusieurs griffes, pour bien saisir soit la cornée, soit le globe de l'œil, près du point de suture, afin de le rendre parfaitement immobile lorsqu'on enfonce l'aiguille. De graves accidents pourraient être amenés, sans cette précaution de l'immobilité de l'œil.

d) Les *fils* en catgut doivent être très fins, très lisses et d'un calibre égal dans toute leur étendue. Avant l'opération, on les plonge dans de la vaseline liquide antiseptique, pendant quelque temps, ce qui a l'avantage d'éviter une suppurat'on de la plaie. Les fils étant très solides, on peut être certain qu'ils ne se cassent pas, mais le nœud doit être fait double et serré très fortement.

2º *Technique.* — On procède comme il suit :

On commence par écarter les bords de la plaie au moyen d'un petit stylet mousse en or, puis on excise de suite la hernie de l'iris, en la saisissant avec une pince à crochets ou avec le crochet aigu. Cela fait, on applique un point de suture ou quelquefois deux à une distance de quelques millimètres l'un de l'autre, suivant les circonstances. Cette première partie de l'opération est très délicate, on le comprend, et son succès réside tout entier dans le mode opératoire lui-même. Pour opérer la suture d'une plaie de la cornée, dont les bords sont en suppuration, on rencontre souvent des difficultés insurmontables dans l'écoulement de l'humeur aqueuse et l'affaissement de l'œil, si l'on ne se prémunit d'avance contre ces accidents opératoires.

L'introduction des aiguilles se fait de la cornée vers la sclérotique. On saisit le bord de la cornée avec une pince à griffes, puis on la transperce, d'avant en arrière et de dehors en dedans, avec une aiguille, à la distance de 3 millimètres du bord de la plaie, ensuite, on pousse l'aiguille vers le bord sclérotical de la plaie pour la ressortir en dehors; on la tire rapidement, puis on laisse engager le fil que l'on noue ensuite, en rapprochant autant que possible les bords de la plaie.

3º *Pansement consécutif.* — Après l'opération, introduire entre les paupières une plaque de gélatine antiseptique, recouverte de glu du côté de la plaie, de façon à l'y faire adhérer et à produire une occlusion parfaite, afin de faciliter la cicatrisation.

Cataractes incomplètes. — Les cataractes incomplètes sont de deux sortes :

1º Les unes, corticales, striées, opaques surtout dans le segment postérieur, conservent leur transparence, dans les couches aussi bien que dans le noyau.

2º Les autres, au contraire, sont anciennes et stationnaires, et ont une capsule en partie opaque.

Dans l'un comme dans l'autre cas, on a affaire à une lentille volumineuse, qui se désagrège difficilement, au moment où elle doit s'engager dans la plaie. Elle presse sur l'iris, contusionne sa surface postérieure et entraîne avec elle une partie de la couche pigmentaire. C'est à cette contusion et à ce froissement de la surface postérieure de l'iris, que doivent être attribués les phénomènes d'iritis qui se développent dans les cinq à six premiers jours après l'opération, et qui entraînent, même dans les cas favorables, l'adhérence de l'iris avec la capsule et les cataractes secondaires.

Traitement par l'extraction unie a la sphinctérotomie. — Pour obvier à ces accidents, il faut agrandir le champ pupillaire, en ajoutant au procédé opératoire d'extraction à lambeau semi-elliptique la *sphinctérotomie*. Par ce moyen, on évite la contusion de l'iris et le traumatisme. Une simple section du sphincter pupillaire est insignifiante, ne donne presque pas de sang, et facilite considérablement la sortie de la masse cristallinienne.

Il faut pratiquer la *sphinctérotomie*, toutes les fois que la sortie de la cataracte présente quelques difficultés, qu'elle soit incomplète ou trop volumineuse. Cette sphinctérotomie pourra être pratiquée, soit avant l'expulsion du cristallin, soit immédiatement après, si l'on s'aperçoit que l'iris a été trop froissé, contusionné par la cataracte à sa sortie.

C'est dans les cataractes incomplètes de toutes formes et de toutes natures, et même dans les cataractes sub-luxées, que la sphinctérotomie, pratiquée

avant l'expulsion du cristallin, sera très avantageuse ;
elle facilitera ce temps de l'opération et préviendra
les iritis et les irido-choroïdites.

TRAITEMENT PAR L'EXTRACTION SANS IRIDECTO-
MIE. — La méthode française d'*extraction sans iridectomie* donne des résultats très satisfaisants. Sur
1,805 cataractes voici les résultats obtenus : Extraction avec lambeau semi-elliptique sans iridectomie,
1,490 ; extraction avec iridectomie, 241 ; iritis consécutive, 40 ; hernie de l'iris, 15 ; phlegmon, 18 : cataracte secondaire ayant exigé une discission, 361 ;
irido-choroïdite consécutive, 23. Chez 1,406 malades,
l'acuité visuelle a été 1. Ce dernier résultat constitue
un réel avantage. En outre, la plaie étant éloignée
du bord scléro-cornéen, l'œil se trouve, par cela même,
à l'abri du prolapsus du corps vitré, contrairement
à ce qui existe dans d'autres méthodes, où la plaie
est trop périphérique. La hernie de l'iris n'est pas
non plus à craindre.

De Saint-Germain.

Cataracte congénitale chez les enfants. — I.
TRAITEMENT MÉDICAL. — Le traitement médical de
la cataracte doit être toujours tenté en premier lieu
chez les malades, dont les cataractes ont été déterminées par un état diathésique.

Il est inutile de s'y attarder dans les cas de cataractes survenues chez les nouveau-nés sans cause
appréciable.

II. TRAITEMENT CHIRURGICAL. — Le traitement
de la cataracte franchement congénitale doit être
chirurgical et il doit être pratiqué le plus tôt possible.

Attendre, en cette circonstance, c'est s'exposer à
faire progresser des complications inévitables (nys-

tagmus, strabisme, etc.) et à déterminer par conséquent des obstacles à une action ultérieure.

L'éducation du sens de la vue, chez un enfant qui a été longtemps affligé de cécité, demande de plus un temps très long, et, ce qui est plus grave, il se trouve des exemples de cataractes congénitales qui, opérées avec succès mais tardivement, ne réussirent pas à rendre la vision au malade (Demours, Midlémore).

Il est inutile d'attendre un certain âge pour pratiquer l'opération, car la chloroformisation chez le nouveau-né assure mieux la docilité du sujet que les discours les plus persuasifs chez l'adolescent. Quant à la crainte qui, vu la faiblesse des yeux chez l'enfant, faisait redouter pour eux le traumatisme de l'opération, l'expérience est venue prouver qu'elle n'existait pas.

L'opération de la cataracte en général étant délicate et l'indocilité du malade pouvant amener de graves accidents, il est bon et même nécessaire, avant l'opération, d'anesthésier le patient à l'aide du chloroforme.

Cataracte zonulaire. — TRAITEMENT PAR L'IRIDECTOMIE OPTIQUE. — Employer l'*iridectomie optique.* Par cette opération, on crée une voie artificielle aux rayons lumineux à travers l'iris. La partie transparente du cristallin est ainsi utilisée et on a l'avantage de ne pas retirer au malade son appareil accommodateur.

1° *Technique.* — On pratique l'excision de l'iris au niveau de la partie inférieure et interne du cristallin, car c'est par ce point qu'a lieu la vision, lorsqu'on regarde attentivement des objets de petites dimensions.

2° *Précautions à prendre.* — La voie créée aux rayons lumineux doit être aussi étroite que possible. En effet, la nouvelle pupille n'ayant aucune puissance accommodatrice ne peut proportionner ses dimensions à l'intensité de la lumière qui impressionne la rétine et si son ouverture était trop étendue, le malade serait incommodé par des éblouissements et des cercles de diffusion.

Cataracte molle complète. — Le chirurgien peut choisir, entre les différentes méthodes en usage, la *méthode linéaire* ou la *discission*.

I. TRAITEMENT PAR LA MÉTHODE LINÉAIRE. — On fait une incision de 5 millimètres environ pour parvenir au cristallin, en déchirant la capsule. Ensuite on extrait la lentille au moyen d'une curette de Schult, ayant la forme d'une petite cuillère.

II. TRAITEMENT PAR LA DISCISSION. — C'est une très bonne opération, qui convient d'autant mieux aux cataractes congénitales qu'elles sont généralement de faible consistance. Elle repose sur cette propriété que possède le cristallin de se dissoudre lorsqu'on le met en contact avec l'humeur aqueuse.

1° *Technique.* — Ayant provoqué la dilatation de la pupille, on introduit une aiguille de Bowman très obliquement dans la cornée, au milieu de l'espace situé entre sa circonférence et le bord de la pupille.

Aussitôt que l'instrument a pénétré dans la chambre antérieure, on le dirige vers la capsule cristalline que l'on incise.

Pour les enfants, la méthode linéaire est préférable.

2° *Complications.* — La discission expose à un certain nombre d'accidents et chacune de ces complications demande un traitement approprié.

1° L'iris peut être blessé au moment de l'introduction de l'aiguille.

2° Le cristallin et même tout le système cristallinien peuvent être projetés en avant et la lentille pénétrer dans la chambre antérieure.

3° Une kératite (1) peut survenir après l'opération de même qu'une iritis.

4° Il y a aussi à redouter l'inflammation suppurative de la chambre antérieure.

5° Des accidents glaucomateux peuvent être déterminés par le gonflement du cristallin, etc.

Cataracte ponctuée polaire postérieure. — Il ne faut intervenir que si la vision est sérieusement troublée par l'opacité du cristallin ; on pratique alors l'*iridectomie* dans la plupart des cas.

Les cataractes régressives étant généralement compliquées, il faut s'inspirer des indications que présente chaque cas en particulier.

Cataracte aride siliqueuse. — On peut être contraint de se servir de l'*extraction* à l'aide de pinces fines, de serretelles.

Il est parfois nécessaire de détacher les adhérences à l'aide des ciseaux.

Broca.

Cataracte congénitale. — Dans la *cataracte zonulaire*, on peut se contenter de la simple *iridectomie*. Mais dans la *cataracte complète* le mieux est de pratiquer l'*extraction*.

Cataracte traumatique. — Au début, on peut conseiller l'expectation, la résorption des masses cristalliniennes herniées étant encore possible.

Si l'opacité persiste, pratiquer l'*extraction* ou la *capsulotomie*.

Valude.

La veille de l'opération, pratiquer la désinfection à l'aide d'une solution d'aldéhyde formique à 1 pour

(1) Voy. *Kératite*, p. 170.

2000. Cette solution est très supérieure à la solution de sublimé.

Les instillations de solution d'aldéhyde à 1 pour 100 répétées six fois par jour sont souveraines contre les infections oculaires qui peuvent survenir après l'opération.

Cataracte chez les diabétiques — Les opérations de la cataracte peuvent et doivent être faites, chez les diabétiques. Il convient de pratiquer l'*extraction avec iridectomie*. Moyennant ce correctif, l'opération se présente avec toutes les chances désirables.

Arm. Trousseau.

On doit se montrer sobre d'opérations secondaires, car elles peuvent parfois aggraver l'état du malade et elles sont rarement pour lui exemptes de souffrances. Cela est surtout vrai pour les *discissions* et les *extractions* de capsule, car les *iridotomies* et même les *iridectomies* donnent de bons résultats. Je puis en effet compter plus de sept cents extractions de cataractes n'ayant jamais déterminé une perte de l'œil par suppuration, alors que, sur une soixantaine de discissions, j'ai constaté deux panophtalmies.

Il faut se méfier, au point de vue opératoire, des yeux qui ont été sujets à des traumatismes antérieurs ou qui ont été longtemps malades. La pathogénie des accidents ne peut être mise uniquement sur le compte de l'infection agissant simplement et immédiatement. On doit tenir compte, pour l'élucider, du traumatisme subi par l'œil au moment de l'opération primitive et de la nature de l'acte opératoire actuel (dilacération vitréenne et traction irienne). En général, le grand âge des patients n'influe pas sur le résultat des opérations de cataracte, même lorsque les malades ne sont pas indemnes d'altérations générales.

Pour combattre un préjugé malheureusement respecté encore par certains praticiens, il faut ajouter que l'on n'a guère le droit de refuser à un cataracté le bénéfice considérable de l'opération, même lorsque son état général est défectueux. Si la vision est encore possible pour un des deux yeux, on peut reculer l'opération ; mais, s'il y a cécité complète, on doit intervenir, les accidents infectieux, toujours évitables, étant seuls à craindre.

Lorsque la maladie permet d'espérer que l'individu vivra plusieurs années, on pourra pratiquer l'opération sans hésiter. Si l'état du malade fait pressentir la mort à moyenne échéance (dix-huit mois, deux ans), on n'opérera que sur les instances du malade et lorsqu'on pensera que l'opération peut rendre moins pénible la fin de l'existence.

Si la survie ne doit être que de quelques mois, on s'abstiendra, en donnant à espérer un retour à la vision.

Dans aucun cas, il ne faut s'exposer à aggraver l'état général.

Cataracte traumatique. — Laver très soigneusement l'œil avec la solution de sublimé, instiller le chlorhydrate de cocaïne et, ayant obtenu l'anesthésie parfaite, placer l'écarteur à ressort.

Après avoir fixé l'œil à l'extrémité interne du diamètre transversal de la cornée, ponctionner la membrane dans le tiers externe du même diamètre.

Dans ce temps, gratter la surface du cristallin avec la pointe du couteau lancéolaire et introduire par la plaie cornéenne la canule de l'appareil à aspiration, l'orifice tourné en avant et bien maintenu dans la chambre pupillaire.

Commencer l'aspiration avec la bouche.

Après l'engagement des masses dans le tube, cesser d'aspirer et dégager légèrement le bec de l'instrument.

Terminer par un lavage au sublimé et un pansement

antiseptique. Cette méthode par aspiration a donné
de bons résultats.

CATARRHE OCULAIRE.

Ferrand.

Catarrhe simple. — Prescrire les collyres déter-
sifs, alcalins, au borax (1/60 ou 1/100), à l'alun (1/100),
au sulfate de cuivre et au sulfate de zinc (1/200 ou
1/300), à l'azotate d'argent (5/1000 ou 5/300).

Catarrhe chronique. — Collyres secs de calomel
et de sucre ou d'oxyde de zinc, pommades ophtal-
miques, dont les mêmes éléments astringents et altérants forment la base. Les excitants sont surtout
employés sous forme de lotions, dont l'ammoniaque
et l'alcool sont les principaux agents, et qui se pratiquent sur le front et sur toute la région péri-orbi-
taire.

Pour les catarrhes oculaires légers, pratiquer des
lotions d'eau très chaude. Ce moyen hygiénique est
très efficace et modifie avantageusement la circulation et les sécrétions de la muqueuse.

CHALAZION.

Panas.

I. TRAITEMENT MÉDICAL. — 1º *Lotions et onctions.*
— Conseiller les lotions chaudes et les onctions avec
l'huile d'amandes douces.

2º *Injections.* — Les *injections parenchymateuses*,
faites à l'aide d'une seringue de Pravaz et avec de la
teinture d'iode, ne donnent pas de bons résultats.

II. TRAITEMENT CHIRURGICAL. — 1º *Extirpation.*
— L'*extirpation* du chalazion est fort délicate et présente un grave inconvénient, c'est d'exposer à la per-

foration complète de la paupière, si on la fait de la peau vers l'intérieur; à l'entropion et au trichiasis, si on l'exécute du côté de la conjonctive.

2° *Incision et résection*. — Il vaut mieux lui substituer l'*incision* simple, ou la *résection* d'une partie du chalazion, s'il est volumineux; on fait suivre cette opération d'une cautérisation avec un crayon de nitrate d'argent, en ayant soin de neutraliser l'excès du caustique avec l'eau salée. Cette pratique suffit à assurer, en peu de temps, la guérison.

Terrier.

La résection, suivie de cautérisation, donne de bons résultats.

De Wecker.

Pratiquer l'incision de la tumeur et le raclage avec la curette tranchante. Pour cela, saisir entre le pouce et l'index la paupière renversée et procéder à l'énucléation de la tumeur, après incision de la peau. Se contenter de pratiquer le raclage de la portion envahie sans employer de cautérisation au nitrate d'argent.

Faire ensuite la suture des lèvres de la plaie.

Valude.

I. TRAITEMENT MÉDICAL. — L'inflammation du chalazion disparaît par l'application de cataplasmes.

II. TRAITEMENT CHIRURGICAL. — Pratiquer l'énucléation de la tumeur, lorsque l'inflammation a disparu.

1° *Technique*. — Pour attirer la tumeur en dehors, se servir d'un tenaculum.

Ne pas faire l'ablation du chalazion par la voie conjonctivale, à moins que la tumeur fasse à peine saillie vers la peau.

2° *Instruments*. — Pour l'opération, se servir d'une pince fenêtrée de Desmarres ou de Snellen, d'une pince ordinaire à griffes et d'un fin bistouri.

Nélaton.

Faire une incision suivie de cautérisations à la pointe du thermo-cautère. L'ablation seule assure la guérison.

Broca.

1° Essayer de détruire la tumeur au moyen de *badigeonnages à la teinture d'iode*.

2° Si ce procédé échoue, avoir recours à l'*extirpation au bistouri*, en assurant l'hémostase au moyen des pinces spéciales, dites pinces à chalazion.

CHORÉE PALPÉBRALE.

Voy. *Blépharospasme*, p. 43.

CHOROÏDITE.

Panas.

Choroïdite exsudative. — I. TRAITEMENT GÉNÉRAL. — S'adresser d'abord à la cause générale : traitement mixte, s'il y a syphilis ; salicylate de soude, s'il y a rhumatisme. Même dans la choroïdite disséminée simple, l'iodure de potassium est utile pour favoriser la résorption des exsudats.

Conseiller les dérivatifs sur le tube digestif et les sudorifiques (injections de pilocarpine, décoction de Zittmann).

II. TRAITEMENT LOCAL. — Prescrire les émissions sanguines, sangsues et ventouses Heurteloup, les révulsifs à la tempe.

III. Traitement électrique. — Les courants continus faibles, appliqués d'une tempe à l'autre, ou du front à l'occiput, sont très utiles pour activer la résorption des exsudations du corps vitré.

Abadie.

Choroïdite disséminée. — Injections hypoder-miques avec :

Bichlorure de mercure	1 gr.
Chlorure de sodium	2 —
Eau distillée	100 —

Constantin Paul.

Choroïdite parenchymateuse. — I. Traitement médical. — Mercuriaux, sangsues, iodure de potassium.

II. Traitement chirurgical. — Pratiquer la *paracentèse* et l'*iridectomie*.

Choroïdite disséminée. — I. Traitement local. — Pratiquer des frictions mercurielles, à la dose de 5 à 10 grammes par jour.

Douches de vapeur sur les yeux, courants continus faibles du front à l'occiput ou d'une tempe à l'autre.

II. Traitement général. — Traiter l'état général par l'huile de foie de morue, le fer, le quinquina, les amers.

Donner l'iodure de potassium, à la dose de 1 à 5 grammes.

Choroïdite purulente. — I. Traitement médical. — Au début, glace et sangsues, ventouses Heurteloup, scarifications de la conjonctive, injections de morphine.

Prescrire ensuite le calomel à doses fractionnées, le chloral et le sulfate de quinine à l'intérieur.

II. Traitement chirurgical. — Lorsqu'il y a suppuration, il faut recourir à la *paracentèse* ou même, dans les cas graves, à la *résection* de l'œil.

Brun.

Choroïdite rhumatismale. — Administrer le salicylate de soude, à la dose de 3 grammes par jour.

Pour les douleurs péri-orbitaires, prescrire le sulfate de quinine, à la dose de 40 centigrammes par jour.

CHUTE DES CILS.

Arm. Trousseau.

I. Traitement local. — Si les cils tombent sans rougeur, sans inflammation des paupières, prescrire des onctions locales avec :

Vaseline	5 gr.
Huile de ricin	3 —
Acide gallique	0 — 50
Essence de lavande	IV gouttes

II. Traitement général. — S'adresser à la diathèse herpétique ou arthritique qu'il faut le plus souvent incriminer.

COLOBOMA PALPÉBRAL.

Duplay.

1° Avivement des bords palpébraux ;
2° Suture de ces bords.

Valude.

On remédiera à cette malformation par un avivement comparable à ce qui a lieu dans l'opération du bec-de-lièvre simple.

Broca.

Pratiquer l'avivement et la suture des deux bords de la fente palpébrale.

CONJONCTIVITE.

Panas.

Conjonctivite diphtérique. — 1° Après avoir retourné les paupières de l'œil malade, on pratiquera le lavage de la conjonctive, au moyen d'un irrigateur, avec le jet d'une solution composée, contenant 20 pour 1000 de bromure de mercure et 4 pour 100 d'acide tartrique.

2° Enlever, si possible, la membrane, sinon frotter sa surface avec un alcalin (bicarbonate ou borate de soude).

3° Frictions sur les points malades avec un tampon de ouate hydrophile, imbibé de la solution suivante :

Glycérine. . . . . 10 gr.
Acide phénique . . . . 1 —

Répéter ce pansement deux fois par jour.

4° Toutes les deux heures, dans l'intervalle des pansements, faire des instillations de quelques gouttes d'un collyre à 1/1000 de bleu de méthyle.

5° S'il existe des ulcérations cornéennes, pratiquer les mêmes irrigations, des attouchements caustiques avec un pinceau trempé dans la glycérine phéniquée, des instillations de pilocarpine et de violet de méthyle, puis appliquer un pansement à la poudre d'iodoforme.

Conjonctivite granuleuse. — I. Prophylaxie. — La conjonctivite granuleuse est éminemment contagieuse, même à l'état chronique. Il faut prendre les mesures prophylactiques suivantes :

1° Examiner les yeux de tout élève qui se présente pour entrer à l'école;

2° Pratiquer cet examen tous les trois mois chez les élèves admis à fréquenter l'école;

3° Isoler et traiter énergiquement l'élève qui serait reconnu atteint de granulations ;

4° Ne permettre à l'élève de fréquenter à nouveau les cours que sur l'avis d'un médecin compétent.

II. Traitement. — Le brossage est un très mauvais mode de traitement, pouvant déterminer le symblépharon.

Ce qui convient, c'est le nitrate d'argent à 1/10, en attouchements.

En cas de *conjonctivite subaiguë*, employer les caustiques modificateurs ou le massage, les scarifications et le brossage.

Appliquer sur la conjonctive une pommade renfermant, suivant la gravité de l'affection :

Naphtol . . . . 10 à 30 centigr.
Vaseline . . . . 30 gr.

Lannelongue.

Le traitement varie suivant la constitution du malade, la cause et l'intensité de l'inflammation.

Si l'on a affaire à des sujets jeunes et vigoureux, on peut pratiquer, au début, des émissions sanguines par une saignée générale ou l'application de sangsues, immédiatement au devant de l'oreille ou à l'anus. Les pédiluves ou manuluves, rendus irritants par l'addition de farine de moutarde ou de sel de cuisine; les vésicatoires appliqués au bras, à la nuque donnent de bons résultats. Un ou plusieurs purgatifs doivent être prescrits si l'on prévoit que la maladie sera de longue durée.

I. TRAITEMENT LOCAL. — Il se compose d'instillations de collyres généralement astringent, tels que :

    Nº 1. Sulfate de zinc . . . .   10 centigr.
        Eau distillée. . . . .   30 gr.

    Nº 2. Sulfate de cuivre . . . .   10 centigr.
        Eau distillée. . . . .   30 gr.

    Nº 3. Azotate d'argent . . . . .   5 à 10 centigr.
        Eau distillée . . . .   30 gr.

Ces collyres ne donnent aucun résultat sur certains malades et semblent augmenter au contraire l'inflammation. On les remplace alors par de l'eau de guimauve, de pavot ou par l'application de compresses imbibées, soit de ces liquides, soit d'une infusion de camomille tiède.

Si tous ces moyens restent inefficaces, faire usage de lotions de tannin, à la dose de 2 grammes pour 30 grammes d'eau ou de solution de glycérine et de tannin, à la dose de 2 grammes pour 20.

II. TRAITEMENT GÉNÉRAL. — Le malade ne doit pas être soumis à la diète ni à un régime trop rigoureux.

Administrer de temps en temps des purgatifs, insister sur les révulsifs, particulièrement les vésicatoires; varier les moyens locaux en observant leurs résultats.

Conjonctivite phlegmoneuse diffuse. — I. TRAITEMENT EXTERNE. — 1º *Période inflammatoire simple.* — Appliquer deux ou trois sangsues au plus, dans les régions voisines des paupières.

Les malades étant en général des enfants affaiblis,

anémiques, il est nécessaire de modérer l'abondance de l'hémorragie.

Applications froides sur les paupières pour calmer les douleurs.

Recouvrir la peau de l'orbite de pommades mercurielles belladonées et placer à la tempe un vésicatoire que l'on renouvellera dès qu'il aura séché.

Dans cette première période, il est permis d'opérer des scarifications de la conjonctive, non dans le but d'amener une émission sanguine qui ne se produirait pas, mais pour atténuer la striction des parties.

Les incisions devront s'étendre profondément et être pratiquées sur diverses régions à la fois.

2° *Période de suppuration.* — A cette période de la maladie, le traitement est le même que pour la conjonctivite purulente.

II. TRAITEMENT INTERNE. — A l'intérieur, donner un léger purgatif.

Conjonctivite purulente. — I. TRAITEMENT LOCAL. — Lorsque le gonflement des paupières est assez prononcé pour empêcher leur renversement, on peut substituer à la cautérisation le collyre suivant dans le but de modifier la surface conjonctivale, ce qui modère l'inflammation et diminue l'intensité de la suppuration :

    Nitrate d'argent.......... 3 à 4 gr.
    Eau distillée.............. 30 —

On n'obtient pas toujours le résultat désiré et souvent, au contraire, le nitrate d'argent détermine une irritation plus vive et des douleurs intolérables.

On pourra employer de préférence l'alcool, en injections d'un mélange d'un tiers d'alcool rectifié pour deux tiers d'eau, toutes les deux heures, suivant le procédé de Gosselin.

Ce dernier moyen donne d'excellents résultats et ne détermine pas d'altérations de la cornée.

On lui adjoindra des frictions autour de l'œil avec l'onguent mercuriel belladoné, afin de calmer les douleurs et même l'application de huit à dix sangsues à la tempe, si le gonflement et la rougeur des paupières sont très accusés.

Vers le déclin de la maladie, remplacer les topiques énergiques par des collyres astringents et des lotions émollientes. On doit éviter l'inoculation de la maladie à l'œil sain, mais il n'est pas nécessaire pour cela de pratiquer l'occlusion de ce dernier; il suffit que le malade, prévenu, prenne les précautions de propreté nécessaire et n'approche de l'œil sain aucun des objets qui servent aux soins de celui qui est contaminé.

Les scarifications, faites dans le but d'amener un écoulement sanguin favorable, donnent rarement un bon résultat, car l'hémorragie est vite interrompue par la coagulation du sang à la surface des ouvertures pratiquées. D'ailleurs il est souvent difficile de pratiquer ces incisions sur toute la surface de la conjonctive, à cause du gonflement et du blépharospasme des paupières.

II. Traitement général. — Administrer en même temps à l'intérieur des purgatifs et le calomel, à la dose de 1 gramme, surtout au début; conseiller les toniques.

Conjonctivite diphtérique. — I. Traitement local. — Toucher les parties recouvertes par la diphtérie avec le nitrate d'argent, le perchlorure de fer, le chlorate de potasse, l'acide citrique ou chromique, dans le but de modifier la surface malade.

Ce moyen reste fréquemment sans résultat. Il faut donc aussi souvent que possible employer la décortication de la pellicule diphtérique (Chassaignac), afin d'agir plus directement sur le tissu de la conjonctive.

Pour favoriser encore l'action, on fera un usage continu des douches oculaires froides.

II. Traitement général. — Administrer à l'intérieur des toniques, principalement le sirop de quinquina, les alcools, le vin, etc.

Duplay.

Conjonctivite simple. — I. Prophylaxie. — Interdire le travail à la lumière artificielle, le séjour dans une atmosphère viciée par des poussières ou la fumée du tabac.

Prescrire des conserves à verres fumés et bombés.

S'il y a hypermétropie ou astigmatisme, prescrire des verres appropriés ; en cas d'affection des voies lacrymales, soigner le catarrhe de la muqueuse. Lorsque des cils sont déviés ou une glande de Meibomius infarctée, arracher les cils, vider la glande avec une aiguille à cataracte ou la pointe du galvano-cautère.

II. Traitement local. — Prescrire des solutions astringentes ; s'abstenir de cautérisations.

Dans la *forme aiguë*, pour calmer les douleurs, faire des pulvérisations d'eau fraîche, sous la conjonctive deux ou trois fois par jour et employer pour cela une solution de 20 grammes d'acide borique pour 500 grammes d'eau. Appliquer, matin et soir, des compresses de cette solution, pendant un quart d'heure et pratiquer aussi des lotions dans l'intervalle.

La solution de sulfate de zinc à 1 pour 300, employée dans le même sens, doit être réservée pour la forme chronique, car elle est trop irritante. Pour la forme chronique, on peut également faire usage d'une solution de sublimé à 0 gr. 10 pour 500 grammes d'eau.

Conjonctivite purulente. — I. Traitement préventif. — 1° *Adultes.* — Conseiller aux malades blennorragiques de minutieux soins de propreté, surtout pour les mains, qui sont le véhicule habituel de la con-

tagion. Laver les yeux avec une solution de sublimé à
1 pour 2000, et se servir pour cela de tampons de coton
hydrophile que l'on brûlera aussitôt après. Si un
œil seulement est influencé, isoler l'œil sain au moyen
d'un verre fortement bombé, maintenu par un bandeau spécial et le laver, matin et soir, avec une solution antiseptique.

2° *Nouveau-nés.* — Pratiquer des injections antiseptiques vaginales sur la mère, avant et pendant
l'accouchement et laver les yeux des enfants pendant
les premiers jours qui suivent la naissance avec une
solution de sublimé à 1 pour 1000.

II. Traitement curatif. — 1° *Il n'y a pas de complications cornéennes.* — Pratiquer la cautérisation de la
face interne des paupières et de la surface de la conjonctive avec une solution d'azotate d'argent à 2 ou 3
pour 100. Pour mettre à nu la conjonctive palpébrale,
pratiquer complètement l'éversion des paupières et
même fendre la commissure externe, si le spasme de
l'orbiculaire s'y opposait. Maintenir l'écartement avec
les élévateurs. Après avoir enlevé le pus de la conjonctive, à l'aide de coton hydrophile, passer à sa
surface et même jusque dans les replis des culs-de-
sac un pinceau de blaireau, imprégné de la solution
d'azotate d'argent et cela jusqu'à ce que la conjonctive blanchisse. Neutraliser ensuite, avec un autre pinceau trempé dans l'eau salée, le surplus du caustique.

Il faut avoir soin de prendre un pinceau différent
pour chaque œil, lorsque les deux yeux sont atteints.

Les cautérisations doivent être répétées toutes les
douze heures; toutes les vingt-quatre heures seulement, dans les cas légers ou au déclin de la maladie.

Après l'opération, appliquer des compresses avec
une solution saturée d'acide borique et conservée
fraîche, en y faisant fondre de la glace.

Pratiquer toutes les heures des lotions avec le même

liquide ou avec une solution de sublimé à 1 pour 2000.

Les tampons de ouate utilisés pour cela devront être aussitôt brûlés.

Les lotions peuvent être faites aussi avec une solution de 0 gr. 20 de naphtol α dans un litre d'eau bouillie.

En cas de chémosis très considérable, opérer quelques scarifications, après les cautérisations.

Appliquer des sangsues, si le malade se plaint de douleurs oculaires tensives ou lancinantes.

2° *Il y a des complications cornéennes.*—Le traitement sera le même quant aux cautérisations.

En cas d'infiltration purulente de la cornée, employer toutes les trois ou quatre heures un collyre au sulfate d'ésérine à 1 pour 100 et remplacer les compresses glacées par des compresses imbibées d'une solution boriquée chaude.

En cas d'ulcération, user de même du collyre à l'ésérine et tâcher de modifier la surface de l'ulcère par une cautérisation avec la pointe fine du thermo-cautère ou avec le galvano-cautère. Si la perforation est imminente, l'effectuer avec le même instrument. Conseiller en outre les instillations d'ésérine et l'application sur l'œil d'un bandeau compressif, qui devra être fréquemment renouvelé.

Quand la perforation se complique d'une hernie de l'iris, réséquer la partie herniée ou la détruire par cautérisation, excepté dans les cas de grande perte de substance, lorsque l'iris se trouve à nu.

Chez les nouveau-nés, le traitement de la maladie demande l'emploi des mêmes cautérisations et aux mêmes doses.

Elles doivent durer tant qu'il y a sécrétion de pus, mais on peut les espacer de vingt-quatre, puis de quarante-huit heures, et diminuer la dose de nitrate d'argent jusqu'à 1 pour 100 dans la solution.

Lorsque le pus a disparu, on peut y substituer, même jusqu'à la guérison, une solution de sulfate de zinc à 1 pour 500, administrée en lotions.

S'il survient un état chronique et que la maladie ait une tendance à devenir granuleuse, on emploie du glycérolé de sulfate de cuivre à 1 pour 10 ou le crayon de sulfate de cuivre promené à plusieurs reprises sur la face interne des paupières.

Conjonctivite folliculaire. — I.J OPHYLAXIE. — Lotions antiseptiques et isolement de malades.

II. Traitement curatif. — Cautér ons légères en touchant la muqueuse des culs-de-s avec une solution d'acétate de plomb, étendue de m itié d'eau ou avec une solution de sublimé à 1 pour 100.

Si la maladie est produite par l'emploi du collyre à l'atropine, on le remplacera par une pommade belladonée.

Conjonctivite phlycténulaire. — Prescrire la pommade à l'oxyde jaune de mercure :

Oxyde jaune ....   0 gr. 50 à 1 gr.
Vaseline. ....   10 —

Déposer chaque jour la valeur d'un grain de blé, avec un pinceau, dans le cul-de-sac conjonctival inférieur.

On peut aussi projeter entre les paupières une pincée de poudre de calomel à la vapeur.

Contre la rhinite infectieuse concomitante, insuffler dans les fosses nasales un mélange à parties égales de camphre pulvérisé, d'acide borique et de sousnitrate de bismuth.

Constantin Paul.

Conjonctivite aiguë. — Repos des yeux, bandeaux

légers, conserves fumées, collyres au sulfate de zinc,
à la dose de 10 centigrammes pour 30, compresses
d'eau boriquée à 4 pour 100.

Pratiquer souvent des lotions chaudes sur les paupières.

Au déclin de la maladie, donner le collyre au tannin à 2 pour 100.

Kirmisson.

Conjonctivite granuleuse. — *1° Cautérisations.* —
Pratiquer des cautérisations fréquemment répétées
avec le sulfate de cuivre, le sous-acétate de plomb ou
même le crayon de nitrate d'argent mitigé. Dans ce cas,
neutraliser l'excès de sel d'argent avec de l'eau salée.

2° Lavages. — Lavages antiseptiques avec l'eau
phéniquée, chlorurée, boriquée.

3° Massage. — Massage des paupières, après introduction entre ces organes de pommade au précipité rouge.

4° Insufflations. — Insufflations d'iodoforme finement
pulvérisé.

Conjonctivite purulente. — Débarrasser la conjonctive du pus qui la recouvre.

1° Cautérisations. — Quand la conjonctive a été mise
à nu, pratiquer la cautérisation avec une solution de
nitrate d'argent au 1/10 ou au 1/30 ou avec le crayon
de nitrate d'argent mitigé à un tiers. Neutraliser
l'excès de sel d'argent avec de l'eau salée. Faire les
cautérisations une ou deux fois par vingt-quatre
heures.

2° Lavages. — Douches oculaires avec une solution
antiseptique.

3° Pansement. — Recouvrir les paupières avec des
compresses imbibées d'une solution antiseptique, et
mettre par dessus un petit sachet de glace.

4° Scarifications. — Si le chémosis est très prononcé,
faire de larges scarifications.

Galezowski.

Conjonctivite phlycténulaire. — I. Période de début. — Lorsque le traitement a lieu dans les premiers jours de l'évolution, pour une ou plusieurs phlyctènes non ulcérées et que la conjonctive n'est pas très enflammée, introduire deux ou trois fois par jour entre les paupières de la pommade à l'oxyde jaune de mercure.

II. Période d'ulcération. — *1° Instillations.* — Si la conjonctive est le siège d'une grande inflammation, si la phlyctène est déjà ulcérée, diminuer l'inflammation par des instillations, trois fois par jour, de I goutte de collyre d'atropine, selon la formule suivante :

> Eau distillée.................... 10 gr.
> Sulfate neutre d'atropine...... 1 à 2 centigr.

2° *Pommade au précipité jaune.* — La pommade au précipité jaune donne d'excellents résultats, surtout dans la forme chronique et lorsqu'il y a des complications cornéennes :

> Oxyde jaune d'hydrargyre .... 15 centigr.
> Vaseline .... 10 gr.

Introduire un peu de cette pommade entre les paupières et la laisser se répandre sur toute la surface de l'œil.

3° *Scarifications.* — Scarifier les phlyctènes, lorsqu'elles sont récentes et volumineuses, en enfonçant près de la base un bistouri très fin.

III. Complications. — Pour combattre les complications du côté de la joue et des narines, saupoudrer les parties ulcérées avec la poudre de calomel porphyrisé. Dès que les croûtes se forment, on les enlève pour les saupoudrer à nouveau. Si ce moyen reste sans résultat, badigeonner les ulcères et la muqueuse des narines avec de la teinture d'iode.

Conjonctivite catarrhale. — 1° *Lotions.* — Conseiller des lotions fréquentes des paupières avec de l'eau chaude et une éponge, plusieurs fois par jour, durant cinq à six minutes.

2° *Cautérisations.* — En cas de conjonctivite subaiguë, compliquée ou non de chémosis, cautériser les conjonctives avec un cristal de sulfate de cuivre ou une solution de nitrate d'argent au 1/40, en touchant la conjonctive palpébrale inférieure dans toute son étendue.

Faire les cautérisations chaque jour pendant quatre ou cinq jours.

3° *Instillations.* — Dix minutes avant la cautérisation, instiller dans l'œil IV ou V gouttes de la solution suivante, pour éviter les douleurs causées par l'opération :

Chlorhydrate de cocaïne.	50 centigr.
Eau distillée	10 gr.

Conjonctivite catarrhale aiguë. — Lorsque la maladie est très aiguë et s'accompagne de douleurs préorbitaires et de chémosis séreux, appliquer trois ou quatre sangsues aux tempes et promener à l'intérieur des paupières un pinceau trempé dans la solution de nitrate d'argent :

Nitrate d'argent	25 centigr.
Eau distillée	10 gr.

Ensuite on promène de même un autre pinceau trempé dans une solution de sel marin.

Si, après quelques jours, ces collyres restent sans résultat, les remplacer par d'autres astringents.

Enduire, chaque soir, les paupières de pommade de concombre fraîche ou de vaseline blanche.

Si les malades ne peuvent supporter les cautérisations ou ne peuvent se rendre à la consultation, prescrire, une fois par jour, l'instillation du collyre au sulfate de zinc :

> Eau distillée. . . . .   15 gr.
> Sulfate de zinc . . . .   0 — 25
> Chlorhydrate n. de cocaïne . . . . .   0 — 25

Instiller ce collyre deux fois par jour.

Employer aussi le même collyre contre les conjonctivites accompagnées de relâchement de la muqueuse et d'engorgement des vaisseaux de la sclérotique.

Les collyres antiseptiques ne doivent pas être employés; ils déterminent des eczémas et des érythèmes de la conjonctive.

Pratiquer quatre fois par jour un lavage des yeux avec de l'eau chaude, pendant dix jours. Pendant les quinze jours suivants, on fera l'instillation une seule fois par jour, et enfin une fois tous les deux jours pendant le mois suivant.

Il faut rejeter les instillations de nitrate d'argent, à la dose de 5 à 10 centigrammes pour 30 grammes, destinées à permettre au malade de pratiquer les instillations lui-même. En confiant ce soin au malade, on s'expose à prolonger plus qu'il n'est nécessaire l'usage du collyre et à amener une imbibition de la conjonctive par le nitrate d'argent, qui la rendrait noire pour toute la vie.

Conjonctivite chronique. — Le traitement des conjonctivites chroniques invétérées ou mal soignées varie suivant les individus.

I. Traitement local. — 1° *Lotions.* — Pratiquer des lotions à l'aide de solutions antiseptiques :

> N° 1. Acide borique . . . .   2 gr.
> Eau distillée. . . . .   100 —
>
> N° 2. Acide phénique . . . .   1 gr.
> Eau distillée. . . . .   200 —

2º *Onctions.* — Opérer des onctions sur les bords des paupières avec la pommade à l'acide borique porphyrisé, à la dose de 25 centigrammes pour 10 grammes.

3º *Instillations.* — Faire en outre des instillations méthodiques de sulfate de zinc.

4º *Collyres.* — Si ce traitement reste sans résultat, supprimer les astringents et prescrire pendant quelque temps alternativement des collyres à l'atropine. Le malade continuera les fréquentes lotions à l'eau chaude, en y joignant la solution de tannin (1 gr. p. 200).

II. TRAITEMENT GÉNÉRAL. — Prescrire enfin une purgation de 25 à 30 grammes d'huile de ricin ou une bouteille de limonade purgative de 45 à 60 grammes.

Conjonctivite chez les scrofuleux. — Lorsque, chez les enfants scrofuleux, la conjonctivite prend une forme grave et résiste au traitement ci-dessus, cautériser les paupières tous les jours avec le cristal de sulfate de cuivre et employer la pommade suivante :

    Oxyde jaune . . . .   25 centigr.
    Vaseline. . . . .   5 gr.

Instillation de gouttes d'atropine, deux ou trois fois par jour, si la cornée et l'iris sont atteints. Appliquer même au besoin des sangsues.

Combattre surtout la complication qui peut devenir un accident plus grave que la conjonctivite elle-même.

Conjonctivite pseudo-membraneuse ou ophtalmie croupale. — I. TRAITEMENT LOCAL. — 1º *Caustiques.* — Rejeter l'emploi des caustiques dans le traitement de cette affection essentiellement microbienne ; ils ne peuvent être que nuisibles.

2º *Pommades à l'iodoforme et à l'huile de cade.* — La pommade à l'iodoforme et la pommade à l'huile de cade, qui amènent la guérison des formes d'ophtalmie, même les plus graves, donnent d'excellents résultats alors que les autres moyens ont échoué. En voici la formule :

Pommade à l'huile de cade :

Vaseline . . . . 20 gr.
Huile de cade rectifiée . . . . 1 —

Pommade à l'iodoforme :

Vaseline . . . . 20 gr.
Iodoforme porphyrisé . . . . 2 —

En introduire avec un pinceau une grande quantité entre les paupières, toutes les heures ou toutes les demi-heures.

3° *Lavages.* — Laver souvent les yeux dans la journée avec la solution suivante :

Eau distillée . . . . 1000 gr.
Sublimé . . . . 20 centigr.

Continuer le traitement sans interruption jusqu'à la guérison complète.

II. TRAITEMENT DES COMPLICATIONS. — S'il y a des complications du côté de la cornée, joindre aux médicaments antiseptiques l'instillation alternative d'atropine et de pilocarpine. On peut y ajouter encore des fomentations chaudes de solution d'acide borique au 1/100.

On n'obtient jamais de bons résultats par l'application de la glace sur les paupières et les insufflations de poudre de sulfate de quinine.

Même en cas de suppuration abondante, on doit rejeter les cautérisations qui restent sans succès.

III. PROPHYLAXIE. — On isolera l'enfant malade, l'affection étant très contagieuse.

IV. TRAITEMENT GÉNÉRAL. — On fortifiera l'enfant par des toniques.

A l'intérieur, prescrire l'huile de foie de morue, en augmentant les doses d'une à trois cuillerées chaque jour, le sirop d'iodure de fer surtout pour les enfants anémiques.

A défaut de ces médicaments, lorsque les malades ne peuvent les supporter, conseiller le sirop de brou de noix, avec l'arséniate de soude; le sirop anti-scorbutique, les sirops amers en général et les préparations phosphatées; mais il est très important lorsqu'on administre un traitement iodé de supprimer les insufflations de poudre de calomel. En effet, l'iode éliminé par les conjonctives transforme le calomel en biiodure de mercure, très corrosif et pouvant amener une violente inflammation des yeux.

V. Traitement hygiénique. — 1° Les *bains de mer* préviennent les récidives de la maladie, mais on ne doit les ordonner que lorsque la guérison est complète et qu'il n'y a plus trace d'éruption ou d'eczéma.

2° Les *enfants resteront au grand air*, à la campagne autant que possible, et on leur mettra, si la lumière est trop vive, des chapeaux à larges bords, des lunettes entourées de taffetas noir ou un morceau de taffetas noir volant, si un seul œil est atteint.

Conjonctivite herpétique généralisée. — Ce genre de conjonctivite, lorsqu'il est compliqué d'une injection générale de la muqueuse de l'œil, semblable aux conjonctivites catarrhales, demande l'intervention énergique de cautérisations des paupières avec la solution de nitrate d'argent. On fera usage de ces cautérisations pendant sept à huit jours et on les remplacera ensuite par l'introduction, une ou deux fois par jour, entre les paupières, de pommade boriquée.

Le changement d'air amène fréquemment l'amélioration ou même la guérison des conjonctivites herpétiques généralisées chez les adultes.

De Saint-Germain.

Conjonctivite phlycténulaire. — I. Période de

DÉBUT. — Au début, on peut faire avorter les phlyctènes, en les touchant avec la pointe d'un crayon de
nitrate d'argent ou de sulfate de cuivre, mais il faut
bien se garder d'user du même procédé dans la période d'état de ces phlyctènes.

II. PÉRIODE D'ÉTAT. — *Dans la forme phlycténulaire simple*, on devra s'abstenir des collyres énergiques. En revanche, on établira, sans perdre de
temps, un traitement rigoureux contre l'envahisse-
ment de la cornée à l'aide des antiphlogistiques et
des scarifications.

Pratiquer tous les deux jours sur la conjonctive
palpébrale de très légères cautérisations avec le sulfate
de cuivre.

Prescrire en outre quelques bains de pieds et un
collyre peu astringent.

Plus tard, si l'inflammation n'est pas trop vive, le
sulfate de cuivre peut encore être employé.

S'il y a inflammation du milieu de l'œil, pratiquer
des émissions sanguines et des scarifications superficielles en cas de chémosis séreux, profondes en cas
de chémosis phlegmoneux.

Chez les enfants, la guérison s'obtient rapidement
par l'emploi de l'eau froide, des collyres styptiques à
l'acétate de plomb et des purgatifs salins.

Conjonctivite purulente chez les enfants. — *A la
première période*, lorsqu'il n'y a pas encore de ramol-
lissement de la cornée, instiller le collyre au nitrate
d'argent (3 centigr. pour 10 gr.).

Dans la seconde période, toucher la conjonctive
palpébrale avec le crayon de nitrate d'argent et appliquer, après la cautérisation, soit des compresses
froides, soit les douches oculaires de Chassaignac, qui
présentent le notable avantage d'empêcher la stagnation du pus dans les yeux.

Lorsque la cornée est atteinte, on doit abandonner

complètement les cautérisations pour les lavages fréquents et les scarifications.

On peut obtenir de très bons résultats par les applications continuelles de glace. Ce moyen demandant
à être exécuté sans la moindre interruption, on place
à peu de distance du malade un bloc de glace aussi
volumineux que possible recouvert de petits disques
de toile fine de la largeur d'un verre à lunettes. Une
ou plusieurs gardes dévouées doivent s'occuper de placer l'un après l'autre ces petits disques de toile qui,
après quelques secondes d'application, doivent être
renouvelés et jetés aussitôt après avoir servi.

Ferrand.

Conjonctivite purulente. — Administrer le collyre
suivant :

Sulfate d'alumine..... ....
    –   de zinc...... . ... } P. E.
Eau distillée. . ...

Ch. Abadie.

Conjonctivite granuleuse. — Pratiquer d'abord le
*renversement complet des paupières, surtout de la pau-
pière supérieure*, avec mise à nu du cul-de-sac supérieur,
véritable foyer infectieux, toujours épargné avec l'ancien procédé de renversement de la paupière. C'est de
cette région, mollasse, cellulaire lâche, vasculaire, que
l'infection, l'irritation et la désorganisation s'étendent
d'une part aux tissus palpébraux; de l'autre à la conjonctive bulbaire et à la cornée (pannus, ulcère).

MANUEL OPÉRATOIRE. — Le malade est chloro-
formé.

A l'aide d'une pince de Péan un peu forte, on saisit
la paupière, on la renverse deux fois sur elle-même,
c'est-à-dire qu'on l'enroule autour de la pince jusqu'à

ce que le cul-de-sac conjonctival supérieur soit bien mis à nu. Puis, avec un petit bistouri, on fait de larges et profondes scarifications sur toute l'étendue de la muqueuse ; on passe, énergiquement et en divers sens, sur la surface cruentée, une petite brosse assez rude, trempée dans une solution de sublimé à 1/500. L'hémorragie qui en résulte est assez importante, mais ne doit pas être redoutée. On fait de même sur le cul-de-sac conj ...ctival inférieur, qui est bien plus facilement mis à découvert.

Les jours suivants, on retourne simplement les paupières et on lave la surface conjonctivale avec une solution de sublimé à 1/500.

Ce traitement procure, en deux ou trois semaines une guérison qu'il fallait jadis des mois et des années pour obtenir, et cela, dans les cas les plus graves et les plus compliqués.

J. Comby.

Conjonctivite aiguë. — 1° Soins de propreté et d'antisepsie locales (lavages fréquents à l'eau boriquée tiède).

2° Instillations, matin et soir, avec :

> Sulfate de zinc ...... 0 gr. 10 à 0 gr. 20
> Eau distillée. .... 10 —

3° Appliquer sur le bord des paupières une légère couche de la pommade suivante :

> Vaseline. .... 10 gr.
> Précipité jaune .... 0 — 20

4° Toucher les vésicules avec un crayon de nitrate d'argent ou de sulfate de cuivre.

5° Si la vésicule empiète sur la cornée et cause de la photophobie, instiller I goutte de la préparation suivante :

Eau distillée. . . . .   10 gr.
Sulfate d'atropine . . . .   0 — 03

Conjonctivite chronique. — I. TRAITEMENT LO-
CAL. — 1º Appliquer la pommade suivante :

Vaseline. . . . . } āā 5 gr.
Lanoline. . . . . }
Précipité jaune. . . . .   0 — 20

, 2º Cautériser les granulations avec un crayon de
nitrate d'argent.

II. TRAITEMENT GÉNÉRAL. — Prescrire l'huile de
foie de morue, et le sirop d'iodure de fer.

III. TRAITEMENT THERMAL. — Envoyer les malades
à des eaux minérales chlorurées, sodiques, arsenicales, ferrugineuses.

Broca.

Conjonctivite simple. — Se borner à des lotions
boriquées tièdes, et aux instillations avec le collyre
au sulfate de zinc à 1/200 ou à 1/300.

Conjonctivite muco-purulente. — 1º *Cautérisations.*
— Faire des cautérisations au nitrate d'argent à 1/50
ou 1/25.

Faire au début deux cautérisations par jour; diminuer la concentration des solutions et les espacer à
mesure que l'état local s'améliore.

2º *Pansement.* — Dans l'intervalle des cautérisations,
maintenir des compresses boriquées chaudes, devant
les yeux.

Conjonctivite purulente des nouveau-nés. —
I. PROPHYLAXIE. — Désinfecter le vagin de la mère,
avant l'accouchement.

II. TRAITEMENT CURATIF. — Instiller dans chaque
œil de l'enfant, au moment de la naissance, II gouttes
de collyre au nitrate d'argent à 1/100.

Conjonctivite diphtérique. — 1º Au début, lava-

ges répétés au sublimé. Cautérisations au jus de ci
tron.

2° Lorsqu'il y a suppuration, cautérisations au nitrate d'argent.

Valude.

Conjonctivite simple. — De très bons résultats ont
été obtenus par les instillations répétées d'aldéhyde
formique (1) en solution à 1 pour 200.

Conjonctivite folliculaire. — TRAITEMENT LO-
CAL. — L'opium ralentit la suppuration ; il peut même
la tarir. Prescrire :

> Laudanum de Rousseau . . . . X gouttes
> Collyre au nitrate d'argent à
> 1 p. 100 . . . . 10 gr.

Les irrigations opiacées (infusion de pavot, solution
de 10 centigr. d'extrait d'opium pour 1000 d'eau) sont
très recommandables.

Conjonctivite purulente. — TRAITEMENT PROPHY-
LACTIQUE. — Depuis l'adoption des mesures prophylactiques, la proportion des ophtalmies s'est abaissée le 10 à 15 pour 100 jusqu'à 0,1 pour 100.

L. idéal du traitement préventif consiste :

1° A désinfecter le vagin de la mère par des irrigations répétées au sublimé ;

2° A essuyer les yeux de l'enfant, aussitôt après la
naissance, avec une boulette de coton hydrophile, imbibée d'eau boriquée ou de sublimé et à insuffler ensuite
de l'iodoforme pulvérisé. Cette petite opération doit
être faite *avant la section du cordon*, si l'on veut diminuer considérablement la proportion des ophtalmies.

Il faudrait que les sages-femmes fussent *obligées* de

---

(1) On trouvera des renseignements sur l'*aldéhyde
formique* à l'article *Antisepsie oculaire*, p. 22.

faire la déclaration immédiate des ophtalmies purulentes observées chez les enfants qui naîtraient entre
leurs mains.

Il faudrait de même que l'on distribuât, lors de la
déclaration d'un enfant à la mairie, une instruction
relative aux dangers de l'ophtalmie des nouveau-nés
et à la nécessité de recourir au médecin dès les premiers symptômes. Par là, on réduirait considérablement le million et demi de francs que la France con-
sacre annuellement à l'entretien de onze mille aveu-
gles indigents.

Conjonctivite catarrhale. — Lavages antiseptiques
et instillations de nitrate d'argent à 1 ou 2 pour 100.

Lorsqu'un seul œil est atteint, rejeter les bandages
occlusifs et les applications humides non réfrigérantes;
elles ne peuvent que favoriser la suppuration.

Le mieux est de coucher l'enfant sur le côté de l'œil
malade et de recouvrir légèrement celui-ci d'une boulette de coton hydrophile sec.

Arm. Trousseau.

Conjonctivite simple. — I. TRAITEMENT PAR LE
NITRATE D'ARGENT ET LE SULFATE DE CUIVRE. —
Le nitrate d'argent et le sulfate de cuivre sont d'excellents remèdes dans le traitement des conjonctivites, mais ils ne sont pas toujours inoffensifs pour
la cornée, ils sont très douloureux et amènent parfois
de fâcheuses réactions.

II. TRAITEMENT PAR LE PÉTROLE. — Badigeonner,
deux ou trois fois par jour, les culs-de-sac et la face
conjonctivale des paupières bien retournées avec un
pinceau ou une brosse à dents, trempés dans du pétrole brut. L'intensité du badigeonnage ou du brossage doit dépendre de l'état de la muqueuse.

Le pétrole agit moins vite que le nitrate d'argent
et le sulfate de cuivre, mais il a l'immense avantage

6.

de ne pas occasionner de douleurs et d'être toléré par les cornées les plus malades, même si elles sont ulcérées. On peut toujours l'employer quand le malade supporte mal les autres médicaments.

Après son emploi les patients n'éprouvent ni gêne, ni spasme et ils peuvent ouvrir les paupières.

Appliqué suivant les indications prescrites, le pétrole est en tous cas supérieur aux antiseptiques employés en lotions et en compresses. Associé aux antiseptiques, il donne de remarquables résultats.

Le pétrole doit être employé brut et non raffiné.

Instillé en collyre ou mis en contact avec la muqueuse par de simples tampons, le remède est à peu près inefficace.

On applique le pétrole en badigeonnages au pinceau sur la face conjonctivale des paupières bien retournées et dans les culs-de-sac. On prolonge les badigeonnages et on les renouvelle suivant l'état des surfaces. On doit les faire légers dans les conjonctivites catarrhales, plus rudes dans les conjonctivites granuleuses et, dans ce dernier cas, il faut parfois employer une brosse à dents. Les badigeonnages, qui sont faits avec un pinceau chargé d'un excès de liquide, et retrempé à plusieurs reprises, sont répétés deux ou trois fois par jour si l'état l'exige.

Conjonctivite catarrhale. — Le pétrole réussit dans les conjonctivites catarrhales, muco-purulentes, folliculaires, et dans le catarrhe printanier.

C'est surtout dans les conjonctivites catarrhales de faible et de moyenne intensité que le traitement paraît le mieux réussir.

L'hypérémie et le gonflement diminuent dès les premiers jours, la muqueuse est vite asséchée et elle ne tarde pas à prendre un aspect satisfaisant. Lorsque la sécrétion est abondante, la guérison met de dix à douze jours à se produire.

Conjonctivite chez les enfants. — Pour les con·
jonctivites purulentes des enfants, le pétrole donne
de moins bons résultats, bien que la statistique ait
donné 50 pour 100 de guérisons.

L'emploi du pétrole est très utile, à titre d'antiseptique moyen et de modificateur des infections conjonctivales; il est toujours bien supporté et n'amène
pas de réaction douloureuse, ce qui lui assure des
indications précieuses chez les enfants et chez les sujets
pusillanimes.

Conjonctivite purulente. — I. TRAITEMENT PAR LE
NITRATE D'ARGENT. — Le traitement de la conjonctivite blennorragique repose presque tout entier
sur l'emploi des cautérisations au nitrate d'argent.

1º *Retournement des paupières*. — Pour pratiquer
les cautérisations, il est nécessaire de retourner les
paupières du malade. Après les avoir soigneusement
débarrassées, ainsi que les cils, du pus qui les recouvre, on saisit les cils ou même le bord libre de la
paupière supérieure, et on l'abaisse légèrement, tandis que de l'autre main, on appuie le manche d'un
stylet ou d'un pinceau dans le sillon orbito-palpébral.
Il ne reste plus qu'à faire basculer la paupière sur
cette partie résistante.

Pour retourner la paupière inférieure, placer le
bout de l'index aussi près que possible du bord ciliaire
et abaisser ce dernier, en enfonçant l'extrémité du
doigt entre le globe et le rebord orbitaire.

Les paupières étant maintenues retournées à l'aide
de l'index et du pouce gauche, de la main droite,
restée libre, on commence par laver avec soin leur
face conjonctivale avec une solution de sublimé à
1 pour 2000.

2º *Cautérisations*. — a) *Il n'y a pas de complications cornéennes*. — Cautériser la muqueuse, au
moyen d'un pinceau trempé dans une solution de ni-

trate d'argent à 3 pour 100. Cette cautérisation, qui doit atteindre les culs-de-sac, doit être faite très soigneusement et il faut la prolonger jusqu'à ce que la conjonctive devienne blanche.

Renouveler les cautérisations toutes les douze heures, jusqu'à ce que les paupières s'affaissent et s'entr'ouvrent, ensuite toutes les vingt-quatre heures jusqu'à siccité absolue de la muqueuse.

Les caustiques solides, les crayons ont une action irrégulière, difficile à doser et ils peuvent s'effriter. On doit donc en rejeter absolument l'emploi.

Il faut avoir soin de ne jamais laisser séjourner le pus entre les cautérisations.

Si, après une amélioration sensible, les compresses de sublimé sont trop irritantes, on les remplace par l'eau boriquée à 4 pour 100 ou l'eau phéniquée à 1 pour 100, mais il ne faut pas oublier que ce sont des antiseptiques inférieurs.

b) *Il y a des complications cornéennes.* — Lorsqu'une perforation s'est produite, il faut insister sur les lavages de l'œil, que l'on continue même au déclin de la maladie. A ce moment les compresses peuvent être supprimées, les cautérisations espacées de plus en plus, en remplaçant la solution de nitrate d'argent à 3 pour 100 par celles à 2 et 1 pour 100. Lorsque la sécrétion a atteint son maximum, on peut même les remplacer par un badigeonnage de la muqueuse à l'aide de pétrole brut.

II. Traitement par le pétrole. — Je n'ai pas osé essayer l'emploi du pétrole dans la période d'état de la conjonctivite purulente, mais il m'a rendu de grands services dans la période de déclin. Son pouvoir asséchant, en ce cas, est remarquable et la muqueuse revient peu à peu à l'état normal, tout en restant sous le pouvoir d'une modification efficace.

Conjonctivite phlycténulaire. — Employer le pétrole brut.

La cure doit toujours être terminée par un traitement complémentaire, par l'ancienne méthode des cautérisations.

Conjonctivite granuleuse. — I. TRAITEMENT LOCAL. — Changer fréquemment les applications topiques. Voici quelques formules :

    N° 1. Glycérine neutre .... 10 gr.
          Tannin ... . 1 —
    N° 2. Eau...................... 10 gr.
          Sous-acétate de plomb liquide. 1 —
    N° 3. Eau .... 10 gr.
          Sublimé.................. 5 centigr.
          Alcool.... .... Q. S.

Il y aurait inconvénient à employer le sous-acétate de plomb, si l'épithélium de la cornée était éraillé, à cause de la possibilité des incrustations métalliques.

Lorsque le malade ne peut être vu tous les jours ou tous les deux jours, le cautériser le plus souvent possible.

Dans l'intervalle des cautérisations, prescrire, outre les lavages froids antiseptiques et les applications de compresses antiseptiques, la pommade suivante, à introduire entre les paupières une fois par jour :

    Vaseline.... .... 10 gr.
    Iodoforme................... 1 —

On peut remplacer l'iodoforme par 1 gramme d'huile de cade, 1 gramme d'oxyde jaune de mercure, ou 1 gramme d'acide phénique ou mieux encore 5, 10 ou 15 centigrammes de sulfate de cuivre.

Contre l'élément douleur, prescrire les frictions faites autour de l'orbite avec la pommade suivante :

    Onguent mercuriel.............. 10 gr.
    Extrait de belladone........... 3 —

A renouveler matin et soir.

S'il y a tendance à l'ulcération ou à l'abcès, suspendre la pommade et la remplacer par le collyre suivant :

> Eau................. 10 gr.
> Nitrate de pilocarpine.... 5 à 15 centigr.

Insister sur les fomentations chaudes.

Repousser comme inutiles, voire nuisibles, les vésicatoires et le collyre à l'atropine.

Les résultats obtenus avec le pétrole ont été variables en ce qui concerne les conjonctivites granuleuses. Cependant en ramollissant les granulations, le pétrole prépare admirablement l'action des autres agents thérapeutiques, lorsqu'il est impuissant à amener seul la guérison.

II. HygiÈne. — Proscrire l'usage du bandeau, qui augmente le blépharospasme; permettre les lunettes fumées.

III. Traitement général. — Donner l'huile de foie de morue, mais ne jamais donner à l'intérieur, en même temps que la pommade à l'oxyde jaune, de l'iode ou un iodure, qui formerait dans le cul-de-sac conjonctival une combinaison (biiodure) néfaste pour l'œil.

Conjonctivite chronique. — I. Traitement local. — Introduire entre les paupières, quatre ou cinq fois par jour, à l'aide d'un pinceau, la valeur d'un grain de blé de la pommade suivante :

> Vaseline......................... 10 gr.
> Iodol............................. 2 —

On obtient avec le pétrole brut une certaine amélioration, alors que tous les autres modes de traitement ne servent qu'à provoquer des poussées aiguës.

II. Traitement thermal. — Conseiller les eaux d'Uriage et de Saint-Christau.

CORPS ÉTRANGERS DE L'ŒIL.

Panas.

Corps étrangers des conduits lacrymaux. — Reconnaître l'existence du corps étranger, en introduisant par le point lacrymal un fin cathéter dans l'intérieur du conduit.

Extraire ensuite ce corps, après avoir pratiqué une incision longitudinale, suivant l'axe du conduit.

Lorsqu'il s'agit de calculs ou de concrétions de leptothrix, que l'on rencontre quelquefois, on pratique l'incision de la paroi conjonctivale du conduit obstrué. Celui-ci se trouve en général élargi et en voie de suppuration. Les concrétions, légèrement adhérentes à la muqueuse, sont alors enlevées, le plus souvent par fragments discoïdes ou nucléaires plus ou moins nombreux. En général, l'embouchure du conduit dans le sac reste ouverte, mais il est utile, pour compléter l'opération, de passer dans le conduit lacrymal une sonde d'Anel ou un stylet de Bowman n° 1 ou 2, ou même d'y faire des injections détersives.

Si l'écoulement du pus ne cesse pas après l'extraction, on modifie les parois enflammées du conduit, à l'aide de topiques liquides ou solides, légèrement astringents ou même cathétériques.

Lannelongue.

Pratiquer des injections dans les voies lacrymales, afin de savoir si elles sont ou non perméables.

Lorsqu'elles sont perméables, le liquide traverse les

conduits et arrive dans les fosses nasales, ce dont le sujet se rend très bien compte.

Dans le cas contraire, il ressort par les points lacrymaux. On pratique alors le cathétérisme, pour se rendre bien compte de la position de l'obstacle et pour rétablir les voies naturelles.

On aidera le cathétérisme par des injections modificatrices, faites à l'aide d'une seringue de Warlomont, emplie d'une solution de tannin, de nitrate d'argent, de potasse, de chlorure de zinc, d'acétate de plomb, de sulfate de cuivre, suivant les cas.

Duplay.

Corps étrangers de la conjonctive et de la cornée. — Dans les plaies par armes à feu, on extrait facilement les grains de poudre incrustés dans la conjonctive ou la cornée par l'instillation de quelques gouttes d'un collyre à la cocaïne.

Tillaux.

Extraire le corps étranger.

1º S'il siège dans la chambre antérieure, faire la paracentèse de la cornée, avec une curette ou une pince, puis enlever le corps étranger.

2º S'il est fixé sur l'iris, exciser la partie de l'iris dans laquelle il est implanté et enlever le corps étranger.

3º Si le globe est détruit, en faire l'énucléation.

Terrier.

Corps étrangers du nerf optique. — Extraire le corps étranger, si cela est possible.

Lorsque ce corps est petit, enfoncé profondément et qu'il détermine des accidents inflammatoires, il faut pratiquer l'énucléation.

Si la présence du corps étranger ne provoque pas de désordres, on peut attendre et se borner à un traitement antiphlogistique préventif.

Kirmisson.

Corps étrangers de la cornée. — Pour les extraire, asseoir le malade en face de la lumière, puis passer derrière lui et appuyer sa tête sur sa poitrine. Ayant soulevé la paupière supérieure avec l'index de la main gauche et ayant engagé le patient à regarder dans la direction la plus favorable, pour découvrir le corps étranger, le retirer avec la pointe d'une aiguille à cataracte.

L'opération est plus facile par l'anesthésie locale à l'aide de la cocaïne.

On peut s'aider de l'éclairage oblique, toutes les fois que le corps n'est pas très visible sur le fond noir de la pupille.

Lorsque le corps est entré assez avant dans la cornée pour demander une opération un peu prolongée, ou, si le malade appréhende l'opération, le placer sur un lit et se servir de la pince fixatrice, de l'écarteur des paupières ou même du chloroforme.

Si le corps étranger a pénétré très avant dans la cornée, s'il est entré en partie dans la chambre antérieure, pour ne pas risquer de l'enfoncer encore plus, introduire une aiguille à paracentèse dans la chambre antérieure, derrière le corps, dont elle soutiendra l'extrémité postérieure. Inciser en même temps suffisamment la cornée pour opérer l'extraction (procédé de Desmarres).

Le corps étranger se trouvant dans la chambre antérieure, pratiquer, avec la pique ou le couteau de de Graefe, une incision de la cornée assez étendue pour permettre aux pinces de le saisir.

Si l'implantation a lieu dans l'iris, essayer de retirer

le corps étranger avec des pinces, mais s'il se trouve à une certaine profondeur et surtout s'il est entouré d'exsudats solides, opérer l'excision de l'iris.

De Saint-Germain.

Lorsque le corps étranger est de peu d'importance comme une poussière ou un petit insecte, il suffit de relever la paupière supérieure, d'abaisser la paupière inférieure et d'extraire le corps à l'aide d'une pointe mousse comme l'extrémité d'une allumette, la tête d'une grosse épingle ou l'extrémité mousse d'un passe-lacet.

Il est parfois impossible de pratiquer une exploration suffisante, lorsqu'on a affaire à des enfants difficiles et très gâtés. Le mieux est alors de provoquer le sommeil et, en général, le corps étranger se trouve spontanément expulsé dans le grand angle de l'œil d'abord et ensuite à l'extérieur.

Lorsque le corps étranger se trouve incrusté dans la cornée, où il finit souvent par produire un tatouage choquant, on anesthésie le malade, si l'on a affaire à un enfant, et on détache le corps étranger à l'aide de la pointe d'un bistouri ou d'une aiguille à cataracte. Il est parfois nécessaire pour cela d'opérer un léger grattage.

On pratique ensuite des lotions froides et des instillations d'atropine.

Dans les cas de tatouage, dus à l'oxyde de fer, on peut user d'un traitement chimique qui donne les meilleurs effets, en se servant de l'iodure de potassium et de l'acide chlorhydrique dilué.

P. Reclus.

Corps étrangers de la chambre antérieure. —

Si l'accident est récent et si la disposition de la plaie le permet, on doit tout d'abord essayer de retirer le corps étranger par la blessure qu'il a provoquée mais cela n'est pas toujours facile.

On est en général obligé de recourir à l'opération suivante.

Prenant un couteau à cataracte, on pratique sur la cornée une incision, suffisamment étendue pour permettre l'introduction des pinces destinées à saisir le corps vulnérant.

Il arrive parfois que ce corps sorte de lui-même, entraîné par l'humeur aqueuse.

Si le corps se trouve incrusté dans l'iris, on incise de nouveau la cornée et on le retire à l'aide de pinces fines, non sans prendre beaucoup de précautions et, en s'y reprenant à plusieurs fois au besoin, pour ne pas provoquer de nouvelles lésions des membranes.

Lorsque l'inflammation est déjà survenue, s'il y a de l'iritis et si l'humeur aqueuse est trouble, il est nécessaire de combattre l'inflammation avant de pratiquer l'extraction.

On procédera de même en cas d'épanchement dans la chambre antérieure.

Il arrive assez fréquemment que des corps étrangers demeurent pendant des années dans l'œil sans produire de réaction inflammatoire. Si, donc le corps étranger est peu volumineux et s'il ne produit pas de désordres, on est autorisé à ne pas l'extraire tant qu'il ne détermine pas de troubles.

Après l'extraction, le traitement sera le même que pour les plaies de l'œil (1).

______

(1) Voy. *Lésions traumatiques*, p. 196.

CORPS FLOTTANTS

Voy. *Myodésopsie*, p. 210.

CYCLITE.

Voy. *Irido-choroïdite*, p. 160.

CYSTICERQUES DE L'ŒIL.

Voy. *Ophtalmozoaires*.

DACRYO-ADÉNITE.

Panas.

Dacryo-adénite aiguë. — I. TRAITEMENT MÉDICAL. — Faire des onctions mercurielles et donner le calomel. Prescrire l'opium et le chloral contre l'insomnie.

Si la maladie se termine par induration; si, après suppuration, la région reste dure et empâtée, badigeonner avec de la teinture d'iode mitigée de glycérine et appliquer de la pommade d'iodure de potassium iodurée. Enfin préserver la région de l'action du froid.

II. TRAITEMENT CHIRURGICAL. — Lorsque la suppuration est établie, ouvrir le plus tôt possible la collection, en continuant le traitement médical. Ouvrir le foyer extérieurement par une incision parallèle à la queue du sourcil. Maintenir béantes les lèvres de cette ouverture, en y introduisant une mèche ou un fin tube à drainage permettant de laver l'intérieur de la cavité en suppuration avec des liquides émollients ou antiseptiques (solution phéniquée légère).

Dacryo-adénite chronique. — I. TRAITEMENT

LOCAL. — Agir à l'aide de topiques résolutifs, principalement la pommade à l'iodure de potassium.

II. TRAITEMENT GÉNÉRAL. — Prescrire les iodures, les toniques, l'arsenic, l'huile de foie de morue.

III. RÉGIME. — Régime fortement azoté.

Lannelongue.

Dacryo-adénite aiguë. — I. TRAITEMENT MÉDICAL. — Mettre en usage tous les antiphlogistiques : sangsues à la paupière supérieure, au front et à la tempe, purgatifs, repos, phlébotomie, même si la fièvre devient trop intense chez un malade pléthorique.

Si l'on craint la formation de pus, appliquer des cataplasmes.

II. TRAITEMENT CHIRURGICAL. — Pratiquer sans retard l'ouverture de l'abcès, dès qu'il est formé et faire l'incision parallèlement au rebord orbitaire. Cette incision peut déterminer une fistule lacrymale, surtout lors de l'ouverture spontanée, si les canaux se trouvent sectionnés. Il serait sans doute plus avantageux d'ouvrir l'abcès par la conjonctive, toutes les fois que l'opération est pratiquable, car une fistule survenant en cet endroit passerait inaperçue et ne présenterait point d'inconvénients.

Dacryo-adénite chronique. — I. TRAITEMENT MÉDICAL. — Appliquer une série de petits vésicatoires au front, à la tempe et derrière l'oreille.

II. TRAITEMENT CHIRURGICAL. — Ouvrir l'abcès dès sa formation, sans attendre l'amincissement de la peau dans une grande étendue.

III. TRAITEMENT GÉNÉRAL. — Traiter surtout l'état constitutionnel. — Conseiller le séjour au bord de la mer.

Galezowski.

Dacryo-adénite aiguë. — I. Traitement local.
— Employer les fomentations chaudes et les cataplasmes de mie de pain et de lait ou de fécule de riz tièdes, appliqués pendant une heure, deux fois par jour.

Lorsqu'un chémosis soulève la conjonctive bulbaire et est assez accentué pour empêcher la fermeture des paupières, appliquer huit sangsues, ou même plus, à la région préauriculaire. Il est parfois même nécessaire de pratiquer l'excision de la conjonctive.

Badigeonner enfin les paupières avec de la teinture d'iode.

II. Traitement général. — Administrer à l'intérieur l'iodure de potassium, à la dose de 1 gramme et le sulfate de quinine.

Dacryo-adénite chronique. — Cette affection attaque les malades strumeux, lymphatiques ou tuberculeux. Elle se développe très lentement au début ; mais, au bout d'un certain temps, il survient une poussée inflammatoire aiguë, qui rappelle les symptômes de la forme aiguë. Après plusieurs poussées pareilles, on voit survenir un engorgement de la glande, qui devient permanent et qui occasionne une certaine gêne dans les mouvements des yeux.

DACRYOCYSTITE.

Lannelongue.

Dacryocystite aiguë. — I. Traitement par l'opération de Bowman. — Au début, on peut pratiquer l'opération de Bowman, qui consiste dans l'introduction d'une sonde destinée à entretenir la perméabilité des voies et à éviter des accidents plus graves.

II. **Traitement par l'incision, suivie d'injections.** — 1° *Technique de l'incision.* — Lorsqu'on constate la présence du pus, pratiquer une ouverture afin de l'empêcher de fuser et afin de calmer la douleur. On emploie dans ce but un bistouri pointu que l'on introduit dans le sac, à 3 millimètres au-dessous du tendon de l'orbiculaire. Appliquant le pouce gauche sur la commissure externe, on opère une petite traction pour faire saillir le tendon de l'orbiculaire et on porte la pointe du bistouri droit de Petit à 3 ou 4 millimètres au-dessous de ce tendon. L'axe de l'instrument doit être perpendiculaire à la surface cutanée et le bord tranchant dirigé suivant une ligne qui représente la perpendiculaire abaissée sur la base d'un triangle isocèle, dont les angles seraient représentés par la commissure externe, la pointe du nez et le tendon de l'orbiculaire, ce dernier occupant le sommet du triangle. Dans cette position, le bistouri s'enfonce dans la cavité suivant la direction du canal, de dehors en dedans et d'avant en arrière. Lorsque la pointe a pénétré à une profondeur de 4 millimètres, il faut avoir soin de relever le manche de l'instrument jusqu'au sourcil, pour ne pas rencontrer la paroi interne du sac.

Pour placer le bistouri tout à fait dans la cavité, il faut l'enfoncer encore de 5 à 6 millimètres. Il se maintient alors de lui-même, en arrière du rebord de l'apophyse montante du maxillaire.

Si l'on désire obtenir la cicatrisation de la plaie par le rétablissement du cours normal des larmes, l'incision doit être de 6 millimètres. Si, étant donné l'état des canaux, on veut oblitérer le sac, l'incision doit être doublée ou triplée.

Dans ce but, après avoir retiré le bistouri, on tourne le tranchant en haut et l'on incise le tendon de l'orbiculaire.

2° Technique des injections. — La plaie doit être maintenue béante, bourrée de charpie ; le pansement doit être renouvelé chaque jour.

Au bout d'une semaine, on commence à pratiquer des injections irritantes. Ce laps de temps est nécessaire : faire plus tôt ces injections pourrait déterminer un phlegmon. Dans certains cas, comme dans l'oblitération complète du canal nasal, lorsqu'il y a menace de fistule persistante, on est obligé de provoquer l'oblitération du sac et des conduits.

3° Indications opératoires. — Pour le choix de l'opération à pratiquer, il est nécessaire de savoir : 1° que le sac s'oblitère spontanément chaque fois que les conduits lacrymaux s'oblitèrent de façon à empêcher les larmes de parvenir dans le sac; 2° que lorsqu'une inflammation suppurative a transformé la muqueuse du sac et du canal en un tissu cicatriciel, l'obstruction en est la conséquence. Pour guérir une fistule en supprimant l'écoulement des larmes dans les canaux, il est donc nécessaire, d'une part, d'oblitérer les points ou conduits lacrymaux; d'autre part, d'enflammer la muqueuse du sac.

III. TRAITEMENT PAR LA CAUTÉRISATION. — Parmi les moyens indiqués pour amener l'oblitération des conduits lacrymaux, la cautérisation au galvano-cautère donne le plus d'avantages, mais elle présente l'inconvénient d'exiger beaucoup de précautions. Le fer rouge, qui donne aussi d'excellents résultats, effraye les malades et ne permet pas à l'opérateur de limiter aussi aisément son action.

1° *Cautère actuel* ou *fer rouge*. — On fait rougir à blanc un cautère en forme de stylet et possédant, pour emmagasiner la chaleur et empêcher le refroidissement de la pointe, un renflement sphérique placé à 4 centimètres de son extrémité recourbée.

On introduit ensuite un stylet d'Anel, jusque dans

le sac par le point lacrymal inférieur, afin de connaître exactement le siège de l'ouverture interne des conduits. Ayant distendu les lèvres de la plaie à l'aide des écarteurs, on porte vivement la pointe du cautère sur l'orifice du conduit et on la promène de haut en bas, dans toute l'étendue du sac. Lorsque la cautérisation de la muqueuse est complète, on applique directement la pointe au niveau de la réunion du sac au canal nasal.

Il faut éviter avec soin de cautériser les lèvres de de la plaie et de ne pas appuyer trop fort du côté de l'os unguis, pour ne pas léser le périoste.

Certains chirurgiens ouvrent les conduits jusque dans le sac et les cautérisent dans toute leur étendue pour être plus certains du résultat. Cette précaution a l'inconvénient de déterminer parfois la déviation du grand angle de l'œil. Il est préférable d'employer un ou deux stylets d'Anel, qui, introduits dans les conduits, peuvent suffisamment s'échauffer au contact du cautère pour donner un bon résultat.

La cautérisation exige beaucoup d'habileté de la part de l'opérateur ; lorsqu'elle est trop profonde, elle produit une déformation du grand angle de l'œil, par suite de l'action rétractile du tissu de cicatrice ; lorsque, au contraire, elle n'est pas suffisamment profonde, l'oblitération peut ne pas être obtenue.

L'emploi du fer rouge, comme des autres caustiques, a parfois été cause de phlegmons de l'orbite. Avec le cautère actuel, on a moins de chances de provoquer cet accident.

2° *Galvano-cautère.* — Lorsque le galvano-cautère est choisi pour la cautérisation, on opère exactement avec le rhéophore froid comme avec le fer rouge. On peut facilement amener l'obstruction simple des conduits lacrymaux, à l'aide de deux rhéophores très pointus que l'on rapproche jusqu'au contact et que l'on introduit dans les points lacrymaux comme un stylet d'Anel, à une profondeur de quelques milimètres.

On remplace souvent le fer rouge et le galvano-cautère par le nitrate d'argent, la teinture d'iode ou tout autre caustique, dont l'emploi est plus facile; mais ce sont là des moyens inférieurs.

Dacryocystite chronique. — On doit se proposer:

1° De modifier l'état de la muqueuse du sac;

2° De rétablir la perméabilité des voies lacrymales.

Au début de l'affection, surtout lorsque l'inflammation du sac n'est pas compliquée par le rétrécissement des voies, on peut déterminer la résolution par un traitement antiphlogistique, en pratiquant des injections par les points lacrymaux. Ces injections pourront être faites indifféremment à l'aide des solutions à divers degrés de sulfate de zinc ou de cuivre, d'acétate de plomb, de tannin, de nitrate d'argent, de potasse caustique. Ces substances sont employées à la dose de 4 à 8 grammes pour 200 grammes d'eau.

On peut de même faire usage de la teinture d'iode diluée dans moitié d'eau, en en injectant quelques gouttes dans le sac. Ces injections peuvent être pratiquées avec la seringue d'Anel, mais l'appareil de Fano a l'avantage de pouvoir pousser une quantité indéfinie de liquide de façon à asperger le sac et à agir sur sa muqueuse. On peut encore faire usage des sondes perforées de Bowman, depuis le n° 1 jusqu'au n° 6, ou de sondes plus larges, coniques, mais il faut alors inciser les points lacrymaux, avant de donner l'injection.

Peu importe le choix de ces divers moyens; le principal, c'est que la muqueuse soit baignée par le liquide modificateur.

Il faut prendre la précaution, avant l'injection, de vider la cavité par la pression. Si le liquide injecté est assez irritant, il est bon de ménager un jet d'eau, afin de laver la muqueuse oculo-palpébrale et de la préserver d'une conjonctivite intense possible. L'injection doit être faite au moins une fois par jour. On n'obtient vraiment de bons résultats que lorsque les voies lacrymales peuvent être baignées dans toute leur étendue et lorsque le liquide injecté pénètre dans les fosses nasales.

On recommandera aux malades de se moucher fréquemment et de faire des efforts pour aspirer ce qui se trouve dans le nez, après avoir fermé la bouche et les narines. L'air contenu dans les fosses nasales, alternativement comprimé et raréfié, peut ainsi agir efficacement sur l'obstacle qui oblitère le canal.

Vider souvent la tumeur, en refoulant le liquide du côté du canal nasal. Une nourrice, en suçant le nez de son enfant, amena la guérison d'un larmoiement, dont il était affecté.

L'attention du chirurgien doit toujours être portée vers le canal nasal, car ce n'est qu'en restituant à ce dernier son calibre normal qu'on obtient la guérison.

Galezowski.

Un malade se plaignait de cercles irisés qui, avec la présence d'une excavation physiologique avaient pu en imposer pour un glaucôme. Il y avait un rétrécissement lacrymal, et les larmes en séjournant sur le bord palpébral jouaient le rôle de prisme et décomposaient la lumière. L'incision du point lacrymal fit disparaître tous ces symptômes.

On rencontre des cas où le larmoiement ne provient pas d'une affection du canal et du sac, mais est dû au spasme des fibres musculaires à l'entrée du sac.

Pour franchir l'obstacle, on se sert alors d'une sonde à bout olivaire. Dans les cas où la dilatation méthodique n'a pas réussi, employer les sondes coniques de gros volume à de longs intervalles.

DALTONISME.

Constantin Paul.

Prescrire des verres rouges ou verts.
Employer l'appareil de E. Rose.

DÉCOLLEMENT DE LA RÉTINE.

Panas.

I. TRAITEMENT MÉDICAL. — Il n'est utile qu'au début et il est surtout destiné à combattre les lésions inflammatoires de la choroïde ou de la rétine qui ont amené le décollement. Il a l'avantage en outre de prévenir un décollement possible sur l'autre œil.

Prescrire le repos des yeux dans une obscurité complète ou relative suivant les cas: les saignées locales, les sudorifiques, les frictions à l'aide de préparations hydrargyriques, les injections sous-cutanées de pilocarpine; enfin, à l'intérieur, l'iodure de potassium, surtout si l'on soupçonne la syphilis.

On peut aussi appliquer sur les yeux un bandage compressif.

Dans la plupart des cas, il faut recourir au traitement chirurgical, ces moyens étant insuffisants.

II. TRAITEMENT CHIRURGICAL. — 1° *Procédé de de Graefe*. — De Graefe établissait une communication entre le corps vitré et l'épanchement sous-rétinien. Ce procédé est resté dans la pratique et on ne l'a modifié que par le choix des instruments.

a) Instruments. — Bowman s'est servi de deux aiguilles à cataracte; De Wecker, du couteau à cataracte de de Graefe; Galezowski, d'un couteau semblable mais à deux tranchants et pourvu d'une cannelure pour favoriser l'écoulement du liquide.

b) Technique. — Quel que soit l'instrument adopté, il faut, pour pratiquer l'opération, se reporter à 7 ou 10 millimètres en arrière de la cornée, pour éviter une lésion du corps ciliaire, ce qui occasionnerait une grave complication.

Cette méthode est loin de donner toujours de bons résultats.

L'iridectomie, puis le drainage de l'œil et la sclérotomie ont été essayés pour tenter de modifier la nutrition de l'œil, mais ces moyens sont restés sans succès.

2° Énucléation et énervation de l'œil. — S'il y a phtisie de l'œil avec douleur, photopsie persistante, et surtout si des accidents sympathiques sont à craindre, on est parfois obligé de pratiquer l'énucléation ou l'énervation de l'œil. Employer l'énucléation de préférence à la section optico-ciliaire.

Delens.

I. TRAITEMENT MÉDICAL. — Les résultats étant souvent satisfaisants, on doit toujours le tenter.

Maintenir le malade couché dans le décubitus dorsal, pendant plusieurs semaines. Prescrire de temps en temps des purgations et des injections sous-cutanées de pilocarpine. Les frictions mercurielles, continuées pendant quinze jours ou trois semaines, l'iodure de potassium à l'intérieur donnent de bons résultats, lorsqu'ils sont employés en même temps que ces moyens.

II. TRAITEMENT CHIRURGICAL. — Il comprend l'*iridectomie* et les divers modes d'évacuation du liquide accumulé au-dessous de la rétine.

1° *Iridectomie.* — L'iridectomie a donné des résultats variables.

2° *Drainage.* — De Wecker avait essayé le drainage avec un fil ou une petite canule d'or, mais ce moyen a été abandonné par lui.

3° *Évacuation du liquide.* — L'évacuation du liquide pratiquée à travers le corps vitré avec une aiguille à cataracte (de Graefe) ou avec deux aiguilles (Bowman) n'a pas donné de bons résultats. Pour donner issue au liquide, il est préférable de faire, avec le couteau de de Graefe, une incision à la sclérotique et à la choroïde dans les régions équatoriales de l'œil (*ophtalmotomie postérieure*).

Si cela est nécessaire, on opère la suture de la sclérotique et l'on établit une compression de l'œil.

Galezowski.

Essayer de fixer la rétine décollée à la sclérotique, par un point de suture.

Décollement syphilitique de la rétine. — Pratiquer des frictions mercurielles pendant *deux années complètes.* Les autres préparations hydrargyriques, pas plus que l'iodure de potassium, ne donnent pas de meilleurs résultats.

Chevallereau.

Déterminer de la choroïdite adhésive et de la révulsion par l'application de pointes de feu, à l'aide du galvano-cautère, au niveau du décollement. La pointe fine du thermo-cautère, qui refroidit moins vite, est peut-être préférable au galvano-cautère.

C'est le traitement le plus efficace et il est moins dangereux que les injections intra-oculaires.

On a souvent des améliorations, et jamais d'aggravation.

DÉGÉNÉRESCENCE AMYLOÏDE DU TARSE.

De Wecker.

Ablation des parties dégénérées avec conservation des parties saines de la conjonctive et de la peau.

DÉPLACEMENTS DU CRISTALLIN.

Kirmisson.

Se garder d'opérer l'extirpation de la lentille, s'il y a seulement subluxation.

1° Si *l'accident est récent*, secouer légèrement la tête à plusieurs reprises pour tâcher de remettre le cristallin en place.

Combattre la diplopie par les instillations d'ésérine, en laissant seulement passage aux rayons lumineux à travers la lentille.

En cas de luxation de la chambre antérieure, placer le malade dans le décubitus dorsal et pratiquer des instillations d'atropine pour obtenir une dilatation pupillaire. Remettre ensuite le cristallin en place et l'y maintenir à l'aide de l'ésérine.

Si cette opération ne réussit pas, opérer l'extraction de la lentille tombée dans la chambre antérieure par incision cornéenne.

2° Si *l'accident est ancien* et si des adhérences avec la cornée ou l'iris ont eu le temps de se former, il vaut mieux s'abstenir.

DÉVIATIONS DES POINTS LACRYMAUX.

Lannelongue.

Inciser le conduit lacrymal, depuis son orifice jusqu'à

la caroncule pour multiplier l'ouverture d'absorption et tenter de donner aux larmes une issue insuffisante.

Se servir pour cela du couteau boutonné de Weber à lame étroite et légèrement concave et l'introduire dans le conduit à exciser, après avoir fixé la paupière en l'attirant légèrement en dehors. Il faut avoir soin de tourner le bord tranchant de la lame du côté du globe oculaire, pour que l'incision plonge dans le sac lacrymal. Le couteau étant ainsi tenu et introduit à une profondeur en raison de l'étendue de l'ouverture à pratiquer, on relève le manche en haut, si on agit sur le conduit inférieur; on l'abaisse, si on opère sur le conduit supérieur.

Si le point est rétréci de telle façon que le couteau ne puisse pas être introduit, on provoque la dilatation à l'aide d'un poinçon en argent, poussé dans le conduit, en le faisant tourner sur son axe. On opère aussitôt après.

Il est bon de revoir le malade, afin de désunir les lèvres de la plaie et de les contraindre à se cicatriser séparément.

DIPHTÉRIE OCULAIRE.

Valude.

Elle revêt le plus souvent la forme d'une conjonctivite, produite par des associations microbiennes.

Se refuser à l'emploi du nitrate d'argent, du sublimé et de la glace.

Adopter la pratique suivante :

1° Irrigations chaudes, abondantes, les paupières étant écartées, avec l'eau boriquée ou l'eau opiacée :

Eau distillée stérilisée. . . . . 5 gr.
Extrait thébaïque. . . . . 0 — 10

F. s. a. — Usage externe.

2º Antisepsie de la conjonctive par la solution naphtolée en injections ou simultanément par l'introduction bi-quotidienne de la pommade antiseptique à l'iodoforme :

Vaseline...................... 5 gr.
Iodoforme .... 0 — 10

3º Pendant la période d'élimination des fausses membranes, appliquer sur les fausses membranes, surtout s'il existe des lésions cornéennes, le mélange suivant :

Terpinol.................·..· ⎫ ââ 10 gr.
Huile de vaseline........... ⎬
Iodoforme .... 0 — 40

4º Au besoin, attouchements sur ces mêmes fausses membranes et, selon la méthode de Frenzel, avec un pinceau imbibé de jus de citron.

DIPLOPIE.

Alb. Robin.

Couvrir d'un bandeau l'œil malade ou prescrire des lunettes munies de verres dépolis.

DISTICHIASIS.

De Saint-Germain.

Deux procédés :
1º Se contenter d'arracher à plusieurs reprises les cils déviés : *méthode d'épilation.*
2º Se proposer de dévier en bloc toute la rangée

ciliaire, afin de redresser la direction des cils : *méthode de déviation.*

1° *Méthode d'épilation.* — Pour l'arrachement des cils, se servir d'une pince particulière sans dents et à extrémités larges.

Saisir près de leur base chacun des cils déviés. Par une traction lente et progressive les « arracher. »

Répéter souvent cette épilation.

Faire suivre l'épilation d'une cautérisation au nitrate d'argent, en solution forte ; toucher le bord de la paupière, à l'aide d'un petit pinceau.

Cette cautérisation modifie heureusement le bord palpébral.

2° *Méthode de déviation.* — Avant d'intervenir au bistouri, se servir du fer rouge. Pratiquer avec le thermo-cautère une raie de feu qui comprendra la peau et le muscle sous-jacent et qui sera située à 2 millimètres ou 2 millimètres et demi du bord de la paupière et parallèlement.

La cicatrisation qui suit l'élimination de l'escarre ignée s'accompagne d'une rétraction des tissus et amène le redressement des cils.

Dans des cas légers, essayer le collodion étendu sous forme de bandelette, à une petite distance du bord ciliaire. En se séchant, le collodion se rétracte et attire à lui le bord libre de la paupière qui se redresse un peu. Le collodion n'est pas toujours efficace.

Nélaton.

Déplacer le champ d'implantation des cils.

EAUX MINÉRALES
DANS LES MALADIES DES YEUX.

J. Comby.

1° *Bord de la mer.* — Le séjour au bord de la mer ne convient pas aux malades atteints de blépharites, de conjonctivites ou de kératites.

2° *Stations thermales.* — Il faut conseiller, dans ces cas, les stations chlorurées sodiques et les stations sulfureuses (Uriage, Saint-Gervais, Luchon, Challes, Enghien, Bagnères-de-Bigorre, Cauterets, Aix).

Pour les kératites chroniques, on se trouvera bien de Saint-Christau.

ECTROPION.

Panas.

Ectropion cicatriciel. — I. TRAITEMENT PAR L'HÉTÉROPLASTIE PALPÉBRALE. — Plusieurs cas ont été traités avec succès par *l'hétéroplastie palpébrale.* Voici quelle est la règle à suivre pour l'opération :

1° *Soins préliminaires.* — Laver le malade au sublimé, le savonner et puis l'anesthésier au chloroforme.

2° *Technique.* — Procéder ensuite à la dissection des paupières ectropionnées et à l'avivement de leurs bords libres qu'on suture ensemble, d'après la méthode de Mirault, d'Angers.

La peau qui convient le mieux pour la blépharoplastie est celle de la région inféro-interne ou sus-épitrochléenne du bras, à cause de sa finesse, du manque de poils et du fait que la cicatrice se trouve cachée ; vient ensuite la peau de la face interne de l'avant-bras. Il faut avoir soin de tailler le lambeau cutané un tiers plus grand que la surface à couvrir, car son élasticité tend à le rapetisser lorsqu'il est détaché, puis d'enlever avec des ciseaux le restant de graisse qui y adhère. On l'applique ensuite sur la surface des paupières, après avoir arrêté tout suintement sanguin.

Pour assurer l'application exacte du lambeau et pour le maintenir en bonne forme, on pratique la suture avec de la soie fine antiseptisée, en prodiguant le nombre des points de réunion, si cela est nécessaire.

Pour faciliter la reprise du lambeau qui se fait par première intention, on applique un bandage ouaté antiseptique, avec interposition directe sur la région de quelques rondelles de gaze iodoformée ou salolée, le tout à l'état sec. Le bandeau sera maintenu cinq ou six jours de suite, à moins que du sang ne vienne à le traverser dans les premières vingt-quatre heures. Dans ce cas, on le renouvellera, en employant toutes les précautions nécessaires pour ne pas déranger le lambeau cutané.

On peut remplacer avec avantage ce bandeau compressif par l'application d'une couche de gaze iodoformée et collée avec du collodion tout autour de la région orbitaire. En effet, le lambeau transplanté jouit au début d'une vitalité moindre et même une légère compression provoque un soulèvement de l'épiderme par un liquide louche avec exulcération superficielle du corps papillaire. Cette précaution est indispensable, surtout lorsqu'il s'agit de parties anguleuses, comme l'angle externe des paupières, vis-à-vis l'apophyse orbitaire externe du frontal, ce qui expose le lambeau cutané à être très comprimé de ce côté.

Pour obvier à la tendance qu'a le lambeau greffé de se réduire dans ses dimensions, accident particulièrement fâcheux lorsqu'il s'agit de parer à un symblépharon, on anastomose le bord profond du lambeau hétéroplastique, avec la lèvre excentrique d'une inci-

sion cutanée semi-circulaire en boutonnière, pratiquée
à la base de la paupière privée de la conjonctive.

Duplay.

Ectropion atonique des vieillards. — Toucher
journellement le bourrelet muqueux avec le glycérolé
de sulfate de cuivre à 1 pour 10.

Un pansement compressif, l'emploi de quelques
bandelettes adhésives suffisent quelquefois pour réduire le renversement de la paupière.

Cautériser avec le galvano-cautère, exciser une
languette de muqueuse, si les premiers moyens employés échouent.

Berger.

L'opération suivante est applicable aux ectropions
en général, mais surtout aux ectropions cicatriciels,
lorsqu'on ne peut trouver à la face la matière propre
à la réparation de la paupière.

Ayant circonscrit par une incision et excisé la totalité du tissu cicatriciel, maintenant le bord libre de
la paupière, on relève ou on abaisse celui-ci, selon
qu'il s'agit de la paupière supérieure ou de l'inférieure et on le fixe à la paupière opposée par une
tarsorrhaphie soignée. On taille ensuite au bras, sur la
région bicipitale, un lambeau pédiculé dont le siège,
les dimensions, la forme et la direction sont déterminés avant de pratiquer l'opération. Le bras étant
relevé sur le côté de la face et l'avant-bras replié sur
le sommet de la tête, ce lambeau retourné vient
s'appliquer par sa face cruentée sur la perte de substance de la paupière, où on le fixe par une suture très
exacte de ses bords avec du fil de soie fin. La plaie,
laissée à découvert par la dissection du lambeau, doit
être également réunie par la suture.

Pour fixer l'avant-bras et le bras à la tête pendant le temps nécessaire à la parfaite adhésion du lambeau à la paupière, on emploie un appareil spécial, sorte de capeline se rattachant à un corset et sur le sommet de laquelle le bras entouré d'un gant lacé remontant jusqu'au-dessus du coude est maintenu au moyen de courroies et de liens bouclés passant dans des coulisses.

On entoure enfin toute la région de l'opération avec un pansement compressif au salol.

Après douze jours environ, lorsque le lambeau est solidement adhérent à la face, on retire le pansement et on sectionne le pédicule rattachant le lambeau au bras. Ce n'est qu'environ un an après l'opération que l'on peut séparer les paupières.

Cette méthode, modification de la méthode italienne, a donné d'excellents résultats. Elle présente l'avantage, même lorsqu'elle échoue, de n'aggraver nullement les lésions et les difformités existantes.

De Saint-Germain.

Ectropion muqueux. — A l'aide d'un *pansement antiseptique compressif*, réduire le bourrelet de paupière.

Égaliser la compression, rendre le pansement peu épais, afin de faciliter l'évaporation qui amène une réfrigération bienfaisante pour l'état inflammatoire des tissus palpébraux. Ces moyens suffisent quand le paraphimosis palpébral est récent et réductible.

Dans les cas contraires, ne pas hésiter à faire cesser l'étranglement par un large débridement de la commissure externe.

Si l'éversion des paupières se reproduit encore, appliquer une ou deux sutures de Snellen et compléter l'opération par une *tarsorrhaphie* partielle.

Le pansement antiseptique, également et suffisamment compressif, est d'un emploi absolu.

Dujardin-Beaumetz.

Employer l'antipyrine de préférence au salicylate de soude et à la morphine, pour calmer les douleurs opératoires.

Valude.

Lorsque la paupière ectropionnée est environnée d'un tissu cicatriciel ne pouvant servir à la restauration, employer la greffe cutanée ou dermo-épidermique. Si la *blépharoplastie* par la méthode italienne est applicable, il est préférable de la pratiquer.

Quand la perte de substance résulte de l'ablation d'un cancroïde, la greffe doit être choisie, la surface cruentée étant indépendante de toute cicatrice et le lambeau greffé n'ayant à craindre aucune rétraction de la région sur laquelle il est placé.

Lorsque la perte de substance est très grande, on se trouve souvent bien de laisser la plaie, livrée à elle-même jusqu'à ce que son étendue ait diminué naturellement. On pratique ensuite une restauration secondaire, en recouvrant cette plaie granuleuse par la greffe ou un lambeau pris à la face.

Il est bon de revoir les malades un an au moins après l'opération, afin de voir si le résultat en est permanent.

Pour l'ectropion cicatriciel, la meilleure méthode à employer est celle de Denonvilliers, par pivotement.

On peut employer, dans quelques cas rares, la méthode de Celse, surtout dans les cas légers d'ectropion de la paupière inférieure.

ECZÉMA DES PAUPIÈRES.

Brocq.

Conseiller des applications de la pommade suivante :

Précipité jaune . . . . .   50 centigr. à 1 gr.
Vaseline. 20 —

Arm. Trousseau.

I. TRAITEMENT LOCAL. — Appliquer des compresses trempées dans une solution de sublimé sans alcool, dans la proportion de 0 gr. 05 à 0 gr. 25 pour 500 grammes d'eau.

Pour combattre la conjonctivite, pratiquer des lavages conjonctivaux, à l'aide de la même solution.

Interdire au malade de se livrer à un grattage irritant et inoculateur. Ne jamais prescrire les masques malpropres ou les poudres qui fermentent.

Lorsque la région atteinte est très irritée, appliquer des cataplasmes de fécule, préparés aseptiquement.

Contre les démangeaisons, employer les pulvérisations phéniquées à 0,50 pour 100.

Ne faire usage des pommades qu'à la fin de la desquamation épithéliale et avec une grande prudence. On essayera d'abord les moins irritantes comme la vaseline pure ou l'axonge fraîche, pour employer ensuite le bismuth, l'oxyde de zinc, l'ichtyol, l'oxyde jaune, l'huile de cade.

Le traitement antiseptique doit être prépondérant dans ces moyens complémentaires.

II. TRAITEMENT GÉNÉRAL. — Donner le sulfate de quinine à l'intérieur.

ÉLÉPHANTIASIS DES PAUPIÈRES.

Terrier.

Extirpation incomplète ou complète, si la difformité est excessive, s'il existe de la douleur et s'il y a obstacle à la vision.

Galezowski.

Excision d'un grand lambeau horizontal de la peau hypertrophiée.

Appliquer pendant quarante-huit heures une suture faite avec des fils fins en or.

Enlever un lambeau de la conjonctive ou du tarse, s'ils sont trop distendus.

Nélaton.

L'ablation doit être faite aussi largement que possible, afin d'éviter la récidive.

ENTOZOAIRES DE L'ŒIL.

Voy. *Ophtalmozoaires.*

ENTROPION.

Panas.

Entropion temporaire. — Après l'opération de la cataracte, dans le cours des ophtalmies accompagnées de spasme palpébral, se contenter de moyens redresseurs pris en dehors de la classe des opérations proprement dites.

Favoriser l'action des bandelettes emplastiques, en

appliquant simultanément un cylindre de charpie ou de diachylon dans le fond du sillon orbito-palpébral, en faisant basculer le tarse en dehors. Éviter le décollement des bandages agglutinatifs par l'introduction du collodion (procédé Bowman). Laver la paupière avec un peu d'alcool, qui enlève l'enduit gras et l'humidité, faire à la paupière un pli suffisant pour la redresser complétement, maintenir ce pli et badigeonner la paupière à l'aide d'un pinceau en blaireau trempé dans du collodion.

En se desséchant, le collodion fronce et attire la peau dans tous les sens et maintient ainsi la paupière et les cils redressés.

Renouveler cette application tous les deux ou trois jours.

Entropion avec blépharophimosis. — Si l'entropion est accompagné de blépharophimosis, la *canthoplastie* est tout indiquée.

Entropion bulbaire accompagnant l'atrophie de l'œil et des parties molles de l'orbite. — Se contenter de l'apposition d'une coque d'émail.

Tillaux.

Circonscrire par deux incisions une portion de paupière ayant la forme d'une tranche d'orange et une hauteur en rapport avec le degré de l'entropion.

Enlever la peau et la couche musculaire.

Suturer ensuite les deux lèvres de la plaie. Le bord libre se trouve fortement relevé et il n'y a pas généralement de récidive.

De Saint-Germain.

En cas de spasme prolongé, il faut employer les serres-fines. Leur application est très simple.

Pincer dans la serre-fine un pli de peau suffisant
pour redresser la paupière.

Ne négliger aucune précaution.

Employer des serres-fines petites, ne présentant pas
de griffes à leur extrémité, habituellement en placer
une seule.

Empêcher la serre-fine de se renverser et d'irriter
l'œil, en la fixant à la joue à l'aide d'un fil retenu par
du collodion.

Déplacer le point d'application toutes les vingt-
quatre heures pour empêcher l'excoriation de se produire.

Valude.

Pratiquer la cautérisation linéaire à quelques millimètres du bord palpébral, avant de pratiquer l'opération.

Mettre en usage les sutures de Gaillard, jointes à
la *canthoplastie*.

Si l'entropion est fixe et cicatriciel, en venir immédiatement à l'opération complète de la transplantation
du sol ciliaire.

ÉNUCLÉATION DE L'ŒIL.

Panas.

On abuse de l'énucléation du globe oculaire.

La cause la plus fréquente de l'énucléation, c'est la
crainte de l'ophtalmie sympathique; pourtant cette
crainte est trop exagérée et l'ophtalmie sympathique
est *infiniment* moins fréquente qu'on ne le croit.

Par contre, on voit parfois se développer une ophtalmie sympathique, précisément par suite de la présence d'un œil artificiel, surtout chez les pauvres.
Le malade ne pouvant pas avoir un œil de rechange,

si son œil prothétique se casse, il est obligé de s'en servir tel quel; en outre, il ne peut pas prendre de précautions antiseptiques nécessaires, c'est-à-dire placer l'œil pendant la nuit dans une solution antiseptique; le cul-de-sac de la conjonctive devient à la longue un véritable cloaque de pus; la muqueuse s'ulcère et il se forme des brides cicatricielles. La cavité diminuant, le malade doit porter un œil de plus en plus petit qui ne peut plus tenir, et la prothèse devient impossible.

Un autre accident fréquent, c'est l'inversion de la paupière inférieure; par suite du gonflement de la muqueuse, l'œil n'est plus soutenu et tombe facilement.

Chez d'autres malades, on observe l'entropion et le trichiasis.

Tillaux.

Diviser la conjonctive et le fascia sous-conjonctival avec des ciseaux courbes, au niveau de l'attache à la sclérotique du muscle droit externe; diviser le tendon de ce muscle et porter immédiatement les ciseaux par la boutonnière conjonctivale jusque sur le nerf optique; diviser ce nerf à son entrée dans le globe oculaire; saisir le pôle postérieur du globe avec une pince à griffes et l'attirer en dehors à travers la boutonnière conjonctivale, achever ensuite l'opération, en rasant la sclérotique.

Ce mode d'extraction s'opère avec une grande rapidité. Plus que les autres procédés, il diminue les chances d'ouverture de la loge postérieure de l'orbite.

Reclus.

I. EXTIRPATION DU GLOBE OCULAIRE SEUL. —

1° *Instruments.*—On prépare d'abord les instruments nécessaires, un blépharostat ou des écarteurs des paupières, une pince à griffes, une pince de Museux, un crochet mousse à strabisme et des ciseaux courbes sur le plat à pointe émoussée, des éponges, de la charpie, un irrigateur plein d'eau froide et une bande.

2° *Technique.* — On place ensuite le malade sur un lit et, l'ayant anesthésié, on saisit de la main gauche, à l'aide d'une pince, un repli de la conjonctive, tout près de la cornée et à son bord interne, puis, avec les ciseaux, on coupe la conjonctive, d'abord dans la région de l'insertion du muscle droit interne. On prolonge ensuite cette incision tout autour de la cornée. La conjonctive étant détachée, on introduit le crochet à strabisme au fond de la plaie, au-dessous du muscle droit interne et on le coupe comme dans l'opération du strabisme. On fait alors pénétrer le même crochet sous les deux autres muscles, droit inférieur et droit supérieur, qui sont coupés comme le premier et on glisse immédiatement après les ciseaux courbes et fermés vers le muscle droit interne. On décolle partout la capsule et, parvenu au nerf optique, on le coupe avec les ciseaux. Il ne reste plus ensuite qu'à luxer l'œil avec deux doigts de la main gauche, portés derrière le globe, et à sectionner les muscles obliques et droit externe, au moment où l'œil est attiré hors de l'orbite.

Aussitôt l'œil enlevé, porter vivement le doigt au fond de l'orbite pour arrêter le jet assez abondant fourni par l'artère ophtalmique et, à l'aide d'un autre doigt, explorer la cavité pour s'assurer qu'il ne reste rien de suspect.

L'hémorragie cesse après quelques instants et l'on remplit la cavité de l'orbite avec des boulettes de charpie. La plaie externe étant réunie par deux ou trois points de suture, on termine en appliquant des compresses et un bandage compressif. Lorsque l'hémorragie se prolonge, une irrigation d'eau froide ou une légère compression du fond de la plaie suffisent pour l'arrêter.

Au bout de quelques jours, la suppuration cesse et les parties molles de l'orbite forment un petit moignon, auquel on peut adapter un œil artificiel, susceptible d'une certaine mobilité.

II. Extirpation du globe oculaire et des parties voisines. — Le procédé ci-dessus doit être mis en usage dans tous les cas où seul, le globe oculaire est atteint. Lorsque, dans d'autres circonstances, une tumeur cancéreuse, par exemple, a non seulement détruit l'œil, mais a encore envahi les parties voisines, il est nécessaire d'extraire l'œil avec sa capsule fibreuse et ses muscles.

On procède alors de la façon suivante, en se servant d'un bistouri ordinaire, d'une pince à disséquer, d'une pince à griffes, d'une pince de Museux et de bons ciseaux courbes sur le plat.

Le malade étant couché et anesthésié, pratiquer une incision transversale de 3 à 4 centimètres à partir de la commissure palpébrale externe, qui intéresse la peau et le tissu cellulaire sous-cutané, afin de faciliter l'opération et la sortie de la masse à enlever.

A l'aide du bistouri et des ciseaux, on isole ensuite de tous côtés l'œil et la tumeur, en suivant bien exactement les parois orbitaires et en prenant les précautions nécessaires pour ne pas les enfoncer. On évite autant que possible d'intéresser les gros vaisseaux, pour ne pas amener une trop grande perte de sang.

Lorsque la masse n'est plus retenue au fond de la cavité que par le nerf optique, les muscles droits et l'artère ophtalmique, on l'attire le plus possible en dedans, vers le nez, et on sectionne le pédicule à l'aide des ciseaux courbes que l'on a glissés le long de la paroi orbitaire externe. Le pansement a lieu ensuite comme pour l'énucléation ordinaire.

On peut retirer quelques avantages de l'emploi de la méthode d'exérèse par le galvano-cautère ou le cautère à gaz dans les deux premiers temps de l'opération : l'incision destinée à élargir la fente palpébrale et l'isolement de la masse à enlever, au moins pour ses portions antérieures.

Il faudra soigneusement éviter de porter le cautère trop profondément dans l'orbite, car la chaleur très intense pourrait provoquer des accidents cérébraux.

La cicatrisation après l'opération ci-dessus demande de vingt-cinq à trente jours pour être complète. Les accidents inflammatoires sont peu à redouter, mais le malade ne peut se servir d'un œil artificiel.

ÉPANCHEMENTS SOUS-CUTANÈS DES PAUPIÈRES.

De Wecker.

Épanchements séreux chez les sujets faibles et lymphatiques. — L'essentiel est d'exercer une compression légère, continue, sur la région œdématiée, au moyen d'une bande de flanelle laissée toute la nuit.

On conseillera en outre quelques lotions aromatisées avec de l'eau de Cologne ou avec :

$$\left.\begin{array}{l} \text{Alcoolat de lavande} \dots \dots \dots \\ \quad\text{— de romarin} \dots \dots \dots \dots \\ \text{Alcool à 90}^\circ \dots \dots \dots \dots \dots \end{array}\right\} \text{ãã 50 gr.}$$

En dernière ressource, on pourra pratiquer quelques mouchetures des paupières.

Épanchements sanguins traumatiques. — Le plus souvent ils ne nécessitent aucune intervention et se résorbent naturellement. Tout au plus peut-on faire quelques lotions froides.

Épanchements d'air (Emphysème sous-cutané). — Compression méthodique pendant quelques jours.

ÉPHYDROSES.

Galezowski.

Appliquer des compresses trempées dans une légère solution d'acide phénique (1 gr. pour 1000 gr. d'eau).
Cautérisations au nitrate d'argent.

De Wecker.

Saupoudrer les parties affectées avec le mélange suivant :

Poudre d'amidon.................... 10 gr.
Acide salicylique.................. 0 — 50

ÉPICANTHUS.

Duplay.

Épicanthus interne. — La tendance que la difformité, très marquée chez l'enfant, aurait à disparaître avec l'âge par suite du développement des os de la racine du nez est à constater. Ne pas se hâter d'y remédier par l'opération appelée *rhinorrhaphie.*

Avec les doigts, on fait, à la racine du nez, un repli cutané vertical, qui est excisé avec des ciseaux courbes ou avec le bistouri et les côtés de la plaie rhomboïdale ainsi obtenue sont réunis par une suture.

L'opération est encore facilitée, en passant au préalable à la base du repli, avant de faire l'excision, des aiguilles courbes munies de fils de soie.

Le rapprochement des bords de la plaie s'effectue ainsi avec plus de rapidité et d'exactitude.

N'appliquer la rhinorrhapie qu'aux cas d'épicanthus interne double et symétrique.

Si la difformité n'existe que d'un seul côté, exciser le repli anormal à sa base et réunir les bords de la plaie.

Pratiquer également l'excision du repli, en ayant soin de transformer par la suture en une plaie horizontale la plaie verticale résultant de l'excision.

Épicanthus externe. — Traiter l'épicanthus externe, en faisant l'excision d'un repli de la peau de la tempe au voisinage de la racine des cheveux, dissimulant ainsi la cicatrice.

De Saint-Germain.

L'opération consiste à réséquer un pli semi-lunaire de la peau du milieu du nez et à faire la réunion par des sutures.

Nélaton.

Si la maladie persiste jusqu'à la fin de l'adolescence, faire l'opération.

Épicanthus unilatéral. — Si l'épicanthus est unilatéral, l'exciser avec des ciseaux courbes.

Épicanthus double. — S'il est double, exciser une portion ovalaire ou elliptique de la peau qui recouvre la racine du nez.

On suture ensuite les lèvres de la plaie.

Broca.

Épicanthus interne symétrique. — Excision sur le dos du nez d'un lambeau rectangulaire, puis suture des deux bords avivés sur la ligne médiane, pour déplisser les deux replis semi-lunaires anormaux.

Épicanthus interne unilatéral. — Exciser le lambeau à la base du repli.

Épicanthus externe — Prendre le lambeau à la tempe, en dissimulant la cicatrice dans la racine des cheveux.

ÉPIPHORA.

Lannelongue.

Traitement approprié à la cause de la maladie :
1° Si elle est déterminée par l'hystérie ou l'hypocondrie, prescrire les toniques et les antispasmodiques.
2° Si elle survient par suite de l'inflammation de la conjonctive, de l'iris ou de la cornée, employer les moyens en usage contre ces affections.
3° En cas d'hypersécrétion chronique de la glande, en pratiquer l'extirpation.

ÉPITHÉLIOMA DU LIMBE CORNÉEN.

Valude.

L'ablation du néoplasme est préférable à l'énucléation et doit d'abord être tentée.

ÉPITHÉLIOMA PALPÉBRAL.

Duplay.

I. TRAITEMENT MÉDICAL. — Les applications locales de chlorate de potasse sont quelquefois suivies d'un résultat satisfaisant. Il en est de même de l'acide acétique, appliqué à l'aide d'une baguette de verre sur l'ulcération.

N'essayer ces deux moyens que pour des épithéliomes tout à fait au début et sans perdre de temps.

II. TRAITEMENT CHIRURGICAL. — L'extirpation doit être pratiquée le plus tôt possible.

Pour prévenir l'ectropion consécutif, pratiquer la suture temporaire des paupières.

Si la conjonctive bulbaire et le tissu cellulaire sous-conjonctival sont envahis, pratiquer l'énucléation de l'œil.

Tillaux.

Détruire le tissu avec la pointe la plus fine du thermo-cautère.

Galezowski.

Badigeonner la région, cinq à six fois par jour, à l'aide d'un pinceau trempé, dans la solution suivante :

<pre>
Apyonine (pyoctanine)...... 0 gr. 10 à 0 gr. 20
Eau distillée....................   10 —
</pre>

Valude.

Décortication du globe et cautérisation au thermo-cautère du point d'implantation de la tumeur.

Epithélioma de l'angle interne. — Après l'ablation de l'épithélioma, laisser bourgeonner la plaie à ciel ouvert, afin de surveiller l'apparition des récidives et de pouvoir les détruire au thermo-cautère, dès qu'on les découvre.

La restauration tardive profite de la facilité avec laquelle se réparent les plaies de l'angle.

ÉRUPTION VARIOLIQUE DES PAUPIÈRES.

De Wecker.

1° Au début, lavages fréquents de la paupière avec de l'eau carbolisée au 1/100.

Saupoudrer les paupières sèches d'un mélange de poudre de riz et d'oxyde de zinc.

2° Si l'éruption des pustules a eu lieu, combattre le bourgeonnement du derme par des attouchements au nitrate d'argent, dont on circonscrira l'action, à l'aide d'un pinceau trempé dans de l'eau salée.

3° Quand se fait la rétraction cutanée, surveiller spécialement l'orifice des points lacrymaux inférieurs, pour que l'irritation conjonctivale ne persiste pas indéfiniment.

ÉRYSIPÈLE DES PAUPIÈRES.

Dujardin-Beaumetz.

Faire prendre à l'intérieur des pilules d'ichtyol.

Désinfecter soigneusement la plaie. — Faire un pansement à la vaseline boriquée.

Galezowski.

I. TRAITEMENT LOCAL. — Saupoudrer les parties affectées avec de la poudre d'amidon.

Badigeonnages au collodion élastique vaseliné, ce qui atténue l'inflammation.

Lotions au sublimé à 1/1000.

II. TRAITEMENT GÉNÉRAL. — Prescrire quelques purgatifs légers. Au début, l'émétique donne d'excellents résultats.

Si le mal se complique d'un abcès orbitaire ou de phlébite, donner de fortes doses de quinine.

De Wecker.

I. Traitement local. — Appliquer des compresses froides ou même glacées sur la région.

II. Traitement général. — Purgatifs salins répétés.

ÉRYTHÈME PALPÉBRAL.

Constantin Paul.

Topiques émollients, fomentation, cataplasmes de fécule; bains adoucissants.

Galezowski.

Faire usage de la poudre de calomel porphyrisé, pour en saupoudrer souvent les paupières.

Enlever les croûtes, au fur et à mesure qu'elles se forment.

Cautérisations générales de toute la surface malade avec le crayon ou une solution concentrée de nitrate d'argent.

EXOPHTALMOS PULSATILE TRAUMATIQUE.

Delens.

La ligature de la carotide primitive est le procédé de choix. Toutefois, le plus souvent, il n'est pas besoin d'intervenir activement, cette affection étant compatible avec la vie et pouvant rétrocéder.

De Wecker.

Recourir à la compression de la carotide primitive, malgré les troubles de nutrition de la cornée auxquels expose cette compression.

EXOSTOSES ORBITAIRES.

Galezowski.

L'opération des exostoses est le seul traitement rationnel, même dans les cas d'origine syphilitique.

Inciser l'épiderme de la paupière et tous les tissus qui recouvrent la tumeur.

Chercher à la séparer du périoste avec un fort scalpel, puis la détacher avec des tenailles.

Recourir à la gouge et au maillet, si elle tient à l'os sous-jacent par une large base. Cette opération peut présenter d'excessives difficultés.

Nélaton.

Exostoses syphilitiques. — D'origine syphilitique, les exostoses cèdent à l'emploi méthodique de l'iodure de potassium à l'intérieur.

Exostoses non syphilitiques. — Dans les autres cas, pratiquer l'extirpation.

Inciser transversalement les fibres du muscle orbiculaire ou agrandir la commissure palpébrale externe.

S'assurer de la position exacte de la tumeur, de ses rapports et surtout de la largeur de son implantation.

Tenter de la broyer avec des pinces solides ou de la couper soit avec la pince de Liston soit avec la scie à chaîne.

Éviter de léser les os voisins.

Si la tumeur est implantée sur l'os, se servir de la gouge et du maillet.

FISTULES DE LA CORNÉE.

Lannelongue.

Si l'ulcération occupe le centre de la cornée, administrer le sulfate d'atropine, pour amener une dilatation de l'iris et éviter, si cela est possible, l'enclavement du bord pupillaire dans la solution de continuité.

On a conseillé, dans les cas où l'ulcère occupe les parties excentriques dela cornée, l'emploi de la calabarine, ou l'exposition du malade à un jour vif, pour tâcher de contracter l'orifice pupillaire ; de Wecker rejette ces moyens et recommande l'atropine pour prévenir la rupture de la cornée. L'iris se contracte violemment sous l'influence des mydriatiques et cette membrane peut, dans la plupart des cas, ne pas suivre l'entraînement, qu'éprouve l'humeur aqueuse, au moment où la perforation s'établit, si l'ouverture postérieure du trajet est étroite et si l'issue du liquide se fait lentement, mais il est très difficile de s'opposer au prolapsus, s'il y a une perte de substance assez étendue, quel que soit l'agent employé.

Pour prévenir cette rupture, on doit tenir l'œil dans un repos absolu et appliquer un bandeau compressif.

La guérison des fistules de la cornée est très difficile à obtenir et on ne peut guère employer pour y arriver que la compression de l'œil et la cautérisation de l'ouverture extérieure, ainsi que d'une partie du trajet à l'aide d'un crayon de nitrate d'argent ordinaire ou mitigé de sulfate de cuivre. Il faut avoir soin de ne pas introduire de caustique dans l'œil.

Dans des cas difficiles, et lorsque la fistule n'occupe pas le voisinage de la marge de la cornée, on peut inciser à droite et à gauche le trajet fistuleux pour tenter de le transformer en une plaie simple pouvant aisément se cicatriser.

FISTULES DES GLANDES LACRYMALES.

Panas.

Le procédé de Lecomte, consistant à transformer la fistule cutanée en fistule conjonctivale, est de beaucoup préférable à l'extirpation de la glande lacrymale. Voici en quoi il consiste :

Appliquer à l'aide d'un fil métallique, muni d'une aiguille à chaque extrémité, une anse occupant le fond de la perte de substance. Réunir ensuite en les serrant les deux bouts du fil dans le cul-de-sac conjonctival. L'anse métallique finit par couper la paroi interne du conduit et une fistule conjonctivale s'établit, qui permet aux larmes de ne plus passer par l'orifice cutané, dont la cicatrisation s'opère rapidement.

En pratiquant, enfin, le cathétérisme par l'orifice muqueux nouvellement formé, on rétablit la communication du conduit avec le sac.

La présence du fil métallique dans le cul-de-sac conjonctival exposant à une inflammation, il serait sans doute préférable d'inciser à l'aide du bistouri la paroi interne du conduit. Pour éviter la jonction des lèvres de l'incision, on pourrait ensuite les écarter fréquemment avec un stylet.

Pour les fistules de petite dimension, pratiquer l'avivement oblique et l'application d'un point de suture, ou encore des cautérisations répétées du trajet fistuleux, dans le but d'obtenir l'oblitération.

Quel que soit le traitement d'une fistule canaliculaire, il faut toujours considérer comme possible l'oblitération du conduit lacrymal et pratiquer dans ce sens le cathétérisme de ce conduit, précédé même de l'incision de sa paroi conjonctivale.

Delens.

1° Transformer la fistule cutanée en fistule conjonctivale.

2° Cautérisations au nitrate d'argent ou au galvano-
cautère.

FURONCLE DES PAUPIÈRES.

Panas.

I. TRAITEMENT LOCAL. — 1° *Période de début.* —
Au début, application de compresses froides ou même
glacées, fréquemment renouvelées.

2° *Période de maturité.* — Lorsque le furoncle est
arrivé à maturité, incision linéaire, pratiquée horizontalement et comprenant toute l'épaisseur du furoncle, depuis la peau jusqu'au cartilage tarse exclu-
sivement.

Faire des lavages fréquents de l'œil avec un liquide
antiseptique, tel que la solution d'acide phénique au
1/200 ou une solution d'acide borique ou thymique.

Appliquer des compresses boriquées sur la région
atteinte et recouvrir de taffetas gommé.

II. TRAITEMENT GÉNÉRAL. — Bonne nourriture.
Préparations opiacées contre la douleur.

Dujardin-Beaumetz.

Appliquer comme topique des tampons de ouate
hydrophile, imbibés de la solution suivante :

    Hydrate de chloral................ 10 gr.
    Eau distillée.......... ...... ⎱ āā 20 —
    Glycérine... .... ⎰

Galezowski.

Application, au début, d'une couche assez épaisse de collodion élastique :

Collodion officinal................ 100 gr.
Vaseline ou huile de ricin........ 7 —

Renouveler tous les jours.

A une période plus avancée, pratiquer une large et profonde incision et laisser ensuite en permanence des compresses boriquées, recouvertes de taffetas gommé.

GLAUCOME.

Kirmisson.

Glaucome aigu. — I. TRAITEMENT CHIRURGICAL. — L'*iridectomie* donne de bons résultats, mais il faut pour cela qu'elle porte sur une large portion de l'iris, un quart environ et que d'autre part elle soit étendue jusqu'au bord ciliaire, c'est-à-dire aussi périphérique que possible.

C'est là une bonne opération, mais elle est difficile et ne remplit pas toujours son but, aussi lui préfère-t-on souvent la *sclérotomie*.

II. TRAITEMENT MÉDICAL. — 1° Diminuer la tension intra-oculaire par les instillations d'ésérine et de pilocarpine.

2° Pratiquer à titre d'adjuvants la révulsion sur le tube digestif, les applications de sangsues à la tempe.

3° En cas de douleurs vives, faire des injections sous-cutanées de morphine.

Glaucome chronique. — Dans les formes chroniques, la *sclérotomie* est préférable à l'*iridectomie*. On pourra la faire suivre du massage de l'œil dans

le but d'entretenir la filtration des liquides à travers
la cicatrice et maintenir ainsi le bon résultat de l'opération.

Galezowski.

Glaucome syphilitique. — I. TRAITEMENT LOCAL.
— Pratiquer l'*iridectomie*, puis des instillations d'a-
tropine, pour rompre les synéchies provoquées par
l'iritis spécifique.

II. TRAITEMENT GÉNÉRAL. — Prescrire le traitement hydrargyrique.

Arm. Trousseau.

Glaucome aigu. — Plusieurs indications à remplir :

1º Arrêter momentanément les progrès du mal ;
prescrire cinq à six fois par jour des instillations
de II à III gouttes du collyre suivant :

Eau distillée...................... 5 gr.
Salicylate d'ésérine .... 0 — 02

C'est un puissant myotique, un excellent antiglauco-
mateux, tandis que le collyre à l'atropine est très
dangereux et peut déterminer le glaucome.

2º Calmer la douleur par l'emploi de l'antipyrine
et surtout du sulfate ou du bromhydrate de quinine
à hautes doses, auxquels on ajoutera parfois l'injection
de morphine.

3º Assurer le sommeil du patient, par l'ingestion
du chloral, qui semble préférable aux autres hypno-
tiques, dans ce cas particulier.

4º Guérir le glaucome, c'est-à-dire le plus vite possible, faire une large *iridectomie* bien périphérique.
En effet, l'iridectomie, de médiocre valeur dans le
glaucome chronique, est une excellente opération dans

le glaucome aigu, à condition qu'elle puisse être pratiquée dès le début du mal. Malheureusement, les malades ne se décident pas toujours assez vite à l'opération. Il est du devoir du chirurgien de chercher à leur faire partager sa conviction.

GLIOME DE LA RÉTINE.

Broca.

Le diagnostic doit être précoce, car étant donnée la malignité de la tumeur, le mieux est de faire, le plus tôt possible, l'énucléation de l'œil.

Réséquer aussi loin que possible le nerf optique dans lequel se propage le néoplasme.

Quand la tumeur a dépassé le globe oculaire, on peut tenter, sans grand espoir, l'évidement complet de l'orbite.

GRANULATIONS OCULAIRES.

Granulations de la cornée. — Voy. *Kératite*, p. 170.

Granulations de la conjonctive. — Voy. *Conjonctivite granuleuse*, p. 80.

Granulome des paupières. — Voy. *Chalazion*, p. 75.

HÉMATIDROSES.

Panas.

I. TRAITEMENT INTERNE. — Administrer par la bouche des préparations de belladone.

II. TRAITEMENT EXTERNE. — Prescrire les lotions froides et l'hydrothérapie.

HÉMATOMES DES PAUPIÈRES.

Duplay.

Ne pas employer un traitement actif.

Appliquer un pansement compressif pour favoriser la résorption du sang.

S'abstenir d'inciser pour évacuer le sang, même en employant les précautions antiseptiques.

L'aspiration est quelquefois inefficace, parce que le sang est coagulé.

Employer comme moyen d'exploration la ponction aspiratrice, qui devient quelquefois un mode de traitement.

HÉMÉRALOPIE.

Panas.

Le pronostic de l'héméralopie épidémique est très bénin ; l'affection cesse dès que les conditions hygiéniques et alimentaires sont améliorées.

L'héméralopie, liée à une altération générale ou à une lésion organique, est d'un pronostic plus réservé.

Le traitement doit être surtout tonique et reconstituant.

Dans certains cas, le repos dans l'obscurité et l'atropine peuvent rendre des services.

HÉMORRAGIES OCULAIRES.

Duplay.

Hémorragies du corps vitré. — Elles ont pour cause le diabète avec albuminurie et, chez les jeunes sujets, les affections cardiaques et l'impaludisme.

On traitera donc la cause de la maladie et on pratiquera en outre des injections sous-cutanées de nitrate de pilocarpine, en même temps que l'on exercera une compresssion modérée du globe de l'œil.

Delens.

Hémorragies du corps vitré. — Pratiquer l'*ophtalmotomie antérieure.*

Galezowski.

Apoplexie générale du corps vitré. — I. TRAITEMENT GÉNÉRAL. — Traiter les causes de la maladie, en évitant les impressions morales trop vives, en surveillant le régime, qui devra être tonique, l'état des règles chez les femmes et de l'estomac chez les sujets dyspeptiques.

II. TRAITEMENT LOCAL. — Instillations alternatives d'atropine et d'ésérine, fomentations chaudes, frictions excitantes sur le front et la tempe; emploi des révulsifs, des injections de pilocarpine.

III. TRAITEMENT CHIRURGICAL. — Pratiquer l'opération de l'*ophtalmotomie* ou *sclérochoriotomie postérieure.*

Technique. — Fixer une pince près du bord externe de la cornée et attirer autant que possible l'œil en dedans et en bas, puis enfoncer le couteau de de Graefe, entre les muscles droits supérieur et externe, dans la sclérotique, la choroïde, la rétine et le corps vitré; prolonger l'incision d'arrière en avant par un mouvement de va-et-vient, jusqu'à la région du cercle ciliaire. On voit alors s'échapper une grande quantité de liquide sanguinolent et on réunit aussitôt la plaie par un point de suture avec un fil de catgut qui reste à demeure.

Cette opération inoffensive peut rendre aussi de

grands services dans certaines variétés de glaucome postérieur, dans l'hydrophtalmie et la buphtalmie.

Hémorragies syphilitiques du cercle ciliaire. — On peut obtenir de très bons résultats par les frictions prolongées ; la caféine paraît être un adjuvant utile.

HERPÈS DE LA CORNÉE.

Voyez *Kératite*, pages 170 et suivantes.

HYDROPHTALMIE.

Delens.

Les moyens employés donnent fort peu de résultats. On ne peut jamais enrayer immédiatement la marche de la maladie et lorsque son développement s'arrête, la désorganisation de l'œil le rend impropre à la vision.

I. TRAITEMENT MÉDICAL. — L'application d'un bandeau compressif, les ponctions répétées de la chambre antérieure procurent une amélioration passagère.

II. TRAITEMENT CHIRURGICAL. — On peut tenter l'*iridectomie*, qui a parfois réussi à enrayer la marche de la maladie, mais cette opération présente de grandes difficultés à cause de la luxation possible du cristallin et de la rupture fréquente de la zone de Zinn qui amène l'issue du corps vitré.

Lorsque tout espoir de rendre la vision est perdu et que l'œil constitue une difformité, le mieux est d'en pratiquer l'énucléation, selon la méthode de Bonnet. On peut essayer d'amener son atrophie par l'injection de quelques gouttes de teinture d'iode. Ce dernier moyen est préférable à celui qui consiste à traverser la sclérotique d'un séton pour produire une choroïdite suppurative.

HYPERÉMIE OCULAIRE.

Panas.

Hyperémie rétinienne. — I. TRAITEMENT GÉNÉRAL. — Combattre la cause première du mal : anémie, nervosisme, etc., par des douches froides, générales et locales. Révulsifs cutanés et intestinaux.

II. TRAITEMENT LOCAL. — Repos des yeux, verres correcteurs de l'amétropie teintés, si cela est nécessaire.

Application de sangsues ou de ventouses Heurteloup, si l'état du malade le permet, surtout lorsque l'hypérémie est très intense.

De Wecker.

I. TRAITEMENT LOCAL. — Toucher les parties hyperémiées avec une solution de nitrate d'argent à 1/30. On pourrait encore placer sur les paupières, pendant cinq à dix minutes, une solution de sous-acétate de plomb liquide (4 p. 300) ou de sulfate de zinc (1 p. 300).

Conseiller des lotions avec de l'eau de Cologne.

Appliquer une fois par jour une légère couche de :

> Huile de cade...............
> Eau de Cologne............. $\}$ ää P. E.

Avoir soin de se servir pour cela d'un pinceau bien étanché, en se tenant éloigné des commissures palpébrales.

II. TRAITEMENT GÉNÉRAL. — S'adresser à la cause du mal et traiter autant que possible tout trouble des organes respiratoires ou de l'appareil circulatoire.

HYPERESTHÉSIE DE LA RÉTINE.

Voyez *Hypérémie*, p. 156.

HYPERMÉTROPIE.

Gariel.

L'œil n'étant pas assez convergent pour sa longueur, corrriger ce défaut, en augmentant la convergence du système par l'emploi d'un verre convergent. Le punctum remotum doit coïncider avec le foyer de la lentille.

Arm. Trousseau.

Hypermétropie faible ou moyenne. — Choisir les verres par tâtonnements à l'aide du livre d'essai.

Si le malade éloigne le livre de plus de 0^m,28 à 0^m,30 pour lire distinctement, ordonner le verre qui permet la lecture à cette distance.

Si le malade lit à une bonne distance et se trouve seulement sujet à des phénomènes asthénopiques, ordonner le verre qui permet une lecture prolongée sans fatigue.

Prescrire aux jeunes sujets des verres un peu plus faibles que ceux indiqués par l'examen et n'ordonner ces derniers qu'aux personnes déjà atteintes de presbytie, âgées de plus de quarante à quarante-cinq ans. Augmenter le numéro, à mesure que les sujets prennent de l'âge.

Le malade se rapproche pour voir plus distinctement quand les verres sont trop faibles; il s'éloigne ou perçoit un grossissement trop accusé des caractères, dans le cas contraire.

Aux verres convexes des hypermétropes, on peut

ajouter des verres prismatiques à base tournée en dehors et généralement à prismes de 2° à 3° d'angle sur chaque œil.

Hypermétropie forte. — Ordonner des verres, suivant les règles indiquées, pour voir de près et de loin, choisir celui qui permet de lire à 5 mètres sans difficulté la dernière ligne de l'échelle métrique.

Les enfants affectés de strabisme convergent hypermétropique devront porter des verres convexes égaux à l'hypermétropie manifeste et s'en servir pour voir de près comme pour voir de loin.

Prescrire aux hypermétropes forts ou devenus presbytes, dont la profession exige un passage rapide de la vision éloignée à la vision rapprochée, des verres à double foyer ou des verres à la Franklin, formés de deux pièces coupées horizontalement et réunies par leur surface de section. Le verre supérieur sert à regarder de loin; l'inférieur à regarder de près.

INFLAMMATION DE LA CAPSULE DE TENON.

Panas.

I. TRAITEMENT GÉNÉRAL. — Au début, à l'intérieur, administrer le salicylate de soude, pour calmer les douleurs.

Le salicylate de soude a une action très efficace contre les accidents inflammatoires. Le prescrire à des doses aussi élevées que le permettent l'âge et la tolérance de l'enfant.

II. TRAITEMENT LOCAL. — Pratiquer des instillations d'atropine et faire de la compression.

Si le chémosis est trop volumineux, pratiquer quelques scarifications.

Duplay.

I. TRAITEMENT LOCAL. — Instillations d'atropine entre les paupières.

Utiliser les scarifications, pour amener l'affaissement du chémosis, qu'accélère encore la compression exercée sur l'œil à l'aide de ouate et d'un bandage.

II. TRAITEMENT GÉNÉRAL. — Prescrire l'iodure de potassium, le calomel, l'opium, ou le salicylate de lithine.

Galezowski.

Combattre les douleurs par la morphine, l'inflammation par les révulsifs intestinaux.

Nélaton.

Recourir aux frictions belladonées, aux compresses chaudes.

Valude.

I. TRAITEMENT LOCAL. — Ne prescrire les collyres que dans le cas de conjonctivite.

Le traitement local par excellence est l'emploi de la chaleur unie à la compression.

Composer une infusion de racines de guimauve et de feuilles de belladone mélangées. En imbiber légèrement des compresses; appliquer ces compresses chaudes et maintenir le tout par un bandage compressif.

Mouiller de moins en moins les compresses pour arriver à la compression sèche.

Si le chémosis est trop prononcé, pratiquer quelques mouchetures de la conjonctive.

II. Traitement général. — Aux adultes admiistrer les opiacés, la morphine.

Traiter l'état général de l'enfant par de l'arsenic ou de l'iodure de potassium longtemps continué.

INFLAMMATION DES VOIES LACRYMALES.

Lannelongue.

L'inflammation des voies lacrymales existe rarement seule. Elle constitue le plus souvent un symptôme de la dacryocystite. Le traitement doit donc s'adresser à la cause de la maladie.

Lorsque, à l'état chronique, le pus s'accumule dans les conduits et les distend, il faut ouvrir isolément ces conduits ou même les ouvrir avec le sac et les cautériser. La guérison a lieu très rapidement.

IRIDO-CHOROÏDITE.

Delens.

Irido-choroïdite consécutive à la présence d'un corps étranger. — Lorsque la maladie est déterminée par la présence d'un corps étranger, extraire ce corps si cela est possible et prescrire contre les douleurs vives l'antipyrine, à la dose de 2 grammes par jour. En cas de grande inflammation, de chémosis, appliquer sur les paupières des compresses trempées dans de l'eau boriquée glacée ou un sac de baudruche rempli de glace.

Irido-choroïdite rhumatismale. — Administrer à l'intérieur le salicylate de soude et pratiquer des injections sous-cutanées d'une solution de nitrate de pilocarpine.

Irido-choroïdite syphilitique. — Ordonner sans retard des frictions quotidiennes à l'onguent napolitain et prescrire à l'intérieur l'iodure de potassium, à la dose de 2 à 3 grammes chaque jour.

Ces moyens sont généralement impuissants et on est alors obligé de recourir à une opération.

Irido-choroïdite séreuse ou suppurative. — Dans la forme séreuse ou dans la forme suppurative prise au début, la *paracentèse* de la chambre antérieure est parfois suffisante.

Mais dans la plupart des cas on est forcé de pratiquer l'*iridectomie*, malgré les difficultés qu'elle présente, en raison de l'état antérieur de l'iris.

De Graefe y joignait l'extraction du cristallin dans la forme plastique. Pour procéder selon cette méthode, on se sert du couteau étroit que l'on passe en arrière de l'iris, afin de le détacher à son insertion, en exécutant la section de la cornée.

Lorsque, dans la forme suppurative, la maladie a envahi l'œil tout entier, il devient nécessaire de pratiquer l'énucléation, même pendant la période aiguë des accidents.

Brun.

Irido-choroïdite rhumatismale. — I. TRAITEMENT EXTERNE. — Instiller trois fois par jour III gouttes du collyre suivant :

Eau distillée....................... 10 gr.
Sulfate d'atropine.............. 5 centigr.

II. TRAITEMENT INTERNE. — A l'intérieur, administrer chaque jour trois cuillerées de la potion suivante :

Eau distillée .... 100 gr.
Salicylate de soude........... 6 —
Sirop d'écorce d'oranges amères.. 20 —

Arm. Trousseau.

Prescrire les instillations d'*atropine*.

IRITIS.

Panas.

Iritis insidieuse. — Ne pas pratiquer l'*iridectomie* dans tous les cas d'iritis tenaces et à rechutes. Si celle-ci donne de bons résultats, le traitement médical bien appliqué peut en fournir aussi d'excellents (il faut même insister sur ce dernier quand il ne reste qu'un œil, car la brèche irienne à toujours des inconvénients au point de vue optique). En effet, si les adhérences sont le point d'appel des rechutes, les causes premières en sont : la syphilis, le rhumatisme, les auto-intoxications, c'est cela qu'il faut combattre.

Alfred Fournier.

Iritis syphilitique. — Prescrire :

Protoiodure d'hydrargyre. . . . .   50 centigr.
Extrait de quinquina . . . .   2 gr.

F. s. a. cinquante pilules; de deux à cinq par jour.

Kirmisson.

Iritis traumatique. — Employer les instillations d'atropine.

Constantin Paul.

I. Traitement local. — Appliquer sur l'œil un linge

couvert de ouate. Pratiquer toutes les quatre heures des instillations de collyre à l'atropine, ou à la duboisine (2 centigr. pour 10 gr. d'eau) pour obtenir aussi rapidement que possible la dilatation maximum.

Saignées locales; enfin *paracentèse* et *iridectomie*.

Si les douleurs persistent, faire des injections de morphine à la tempe.

II. TRAITEMENT GÉNÉRAL. — Donner le sulfate de quinine à l'intérieur, à la dose de 25 centigrammes à 1 gramme.

Iritis syphilitique. — Ajouter au traitement ci-dessus le mercure, surtout en frictions, 5 à 10 grammes par jour; l'iodure de potassium, 1 à 5 grammes par jour; l'essence de térébenthine à l'intérieur, à la dose de 4 grammes par jour.

Galezowski.

I. TRAITEMENT LOCAL. — Rechercher la cause de la maladie et diriger le traitement selon la constitution morbide du malade.

1º Si l'*iritis est très intense* et débute par des épanchements abondants dans la pupille, instiller de fortes doses d'atropine, selon la formule suivante :

> Eau distillée. . . . .   10 gr.
> Sulfate neutre d'atropine.   10 à 20 centigr.

2º Lorsque la *dilatation est survenue* et que les synéchies postérieures sont rompues, on remplace ce collyre par le suivant :

> Eau distillée. . . . .   10 gr.
> Sulfate neutre d'atropine. . . . . . .   5 centigr.

Toutes les deux ou trois heures, instiller 1 goutte de ce collyre qui devra être employé à des doses plus ou moins fortes pendant le cours de la maladie et même quelque temps encore après la guérison pour combattre les récidives.

3° Quand l'*iris est très fortement congestionné* et son tissu boursouflé, opérer une déplétion sanguine et instiller ensuite l'atropine. Ce dernier moyen cependant sera rejeté si la tension de l'œil est trop grande ou si le larmoiement est trop abondant pour que l'absorption puisse se faire; ou encore en cas d'idiosyncrasie réfractaire à l'atropine. On peut dans ce dernier cas employer la duboisine dont l'action est identique. L'atropine détermine quelquefois une conjonctivite et un développement marqué des papilles. Cet état constitue de fausses granulations qui peuvent être confondues avec des néoplasies. Pour remédier à cette complication, le premier soin est naturellement de suspendre les instillations d'atropine et d'ordonner des douches de vapeur d'eau chaude, une ou deux fois par jour, surtout si l'iritis est arrêtée. Si cela est nécessaire, opérer même de légères cautérisations des paupières avec une faible solution de nitrate d'argent.

Lorsque la maladie fera des progrès, que les douleurs ne seront pas suffisamment calmées par l'atropine, on appliquera huit à dix sangsues à la tempe, près de l'oreille, pour un adulte, et quatre à six pour un enfant.

Si tous ces moyens restent sans résultat, on opérera la paracentèse au bord de la cornée elle-même, avec une aiguille très fine ou avec le couteau de Critchett. Il n'est pas nécessaire de faire cette opération pour vider l'hyphéma accompagnant quelquefois l'iritis, car ce sang se résorbe tout seul avec un traitement approprié.

4° Contre les *douleurs circumorbitaires*, frictionner les paupières avec la pommade suivante :

Hydrochlorate de morphine. . .   25 à 50 centigr.
Glycérine anglaise pour dis-
    soudre. . . . .   Q. S.
Axonge fraîche . . . .   10 gr.

Si elle est insuffisante, faire une injection de VII à X gouttes à la tempe, avec la solution suivante :

Eau distillée . . . .   10 gr.
Hydrochlorate de morphine . . . . .   50 centigr.

On peut employer aussi dans le même but les frictions avec l'onguent gris ou avec la pommade mercurielle belladonée, dans la proportion de 1 gramme d'extrait de belladone pour 3 grammes de pommade mercurielle double. Faire des onctions, matin et soir, sur le front et derrière l'oreille.

Dans les névralgies internes, l'éthérisation localisée par l'appareil de Richardson, modifié selon mes indications, calme les douleurs les plus vives.

II. TRAITEMENT GÉNÉRAL. — A l'intérieur, le traitement doit être approprié à la cause de l'affection qui peut être syphilitique, rhumatismale ou arthritique.

III. HYGIÈNE. — L'œil doit être absolument soustrait à l'action de la lumière. Pour sortir, on prescrira des conserves fumées et on interdira toute fatigue de l'œil.

Au début de la maladie, prescrire une alimentation douce et même débilitante, ensuite un régime tonique, mais supprimer pendant longtemps les liqueurs fortes, le café, les vins capiteux, etc.

Iritis syphilitique. — Employer les pilules de protoiodure de mercure ou de sublimé selon la formule suivante :

Protoiodure de mercure . . . . }
Thridace . . . . } ää 3 gr.
Extrait thébaïque. . . . .   1 —
Conserves de roses. . . . .   5 —

F. s. a. soixante pilules; une à quatre par jour (Ricord).

On obtient de bons résultats par l'injection sous la peau de la préparation mercurielle suivante :

Peptone mercurique. . . . .   0 gr. 40
Eau distillée. . . . .   10 —

Il gouttes de cette préparation renferment un milligramme de sublimé. Injecter de 5 à 10 milligrammes de substance active dans les parties profondes du tissu cellulaire, et de préférence dans la région dorsale.

On peut aussi user de la solution suivante, principalement dans les cas graves d'iritis syphilitique et d'iritis avec condylomes :

Cyanure de mercure . . . .   0 gr. 10
Eau distillée. . . . .   10 —

en injections, que l'on commence par administrer à la dose de 4 à 5 milligrammes, pour l'augmenter progressivement jusqu'à 10 milligrammes et plus.

Lorsqu'il est difficile de préciser exactement la nature de l'iritis, mais que cependant son origine syphilitique semble probable, ordonner soit les préparations indiquées plus haut, soit la préparation mercurielle suivante :

Calomel.   25 centigr.
Opium . . . .   12 —
Extrait de réglisse. . . . .   4 gr.

F. s. a. cinquante pilules; de deux à huit chaque jour (Vidal).

Ces préparations peuvent, d'ailleurs, être ordonnées dans les autres formes d'iritis, surtout lorsqu'il y a des complications cornéennes.

Dans quelques formes d'iritis plastique, où les préparations mercurielles sont insuffisantes, administrer un traitement mixte avec le sirop de Gibert.

Le traitement mercuriel reste souvent sans succès dans les iritis syphilitiques graves, accompagnées de condylomes. Pratiquer en ce cas des frictions, à l'aide de l'onguent napolitain, sur les différentes parties du corps. Elles devront être faites chaque jour avec 4 grammes de l'onguent mercuriel double, et continuées pendant trente jours, en augmentant peu à peu la dose.

Employer la poudre suivante en frictions sur les gencives, pour empêcher la salivation que provoque l'usage prolongé du mercure :

Craie préparée	6 gr.
Chlorate de potasse	10 —
Poudre de quinquina.	4 —
Essence de menthe.	Quelques gouttes

Si les malades ne peuvent supporter le traitement mercuriel qui doit être suivi pendant plusieurs mois, les préparations prescrites devront être prises pendant les repas, en y adjoignant des toniques.

Iritis rhumatismale. — Dérivatifs sur les intestins : purgatifs salins tous les deux ou trois jours, et sulfate de quinine deux fois par jour, à la dose de 30 à 50 centigrammes. Prendre chaque jour une à cinq capsules de térébenthine, à la dose de 2 grammes.

Iritis blennorragique. — Même traitement que pour l'*iritis rhumatismale.*

Iritis goutteuse. — I. TRAITEMENT EXTERNE. — Traitement local, identique à celui des autres formes d'iritis.

II. TRAITEMENT INTERNE. — Pour le traitement interne, employer les dérivatifs sur les intestins. Purgation tous les deux ou trois jours avec l'eau de Birmenstorf ou de Pullna. Faire usage des préparations de colchique et des eaux minérales contenant des principes d'arsenic ou d'iode (La Bourboule, Saint-Nectaire).

Iritis chronique. — Si la maladie est accompagnée d'une atrésie plus ou moins complète de la pupille, l'atropine est sans action, et la pupille demeure immobile, retenue par les synéchies postérieures.

Avant de recourir à l'*iridectomie* ou à la rupture des synéchies, dans le but de rétablir la communication entre les chambres antérieure et postérieure, il faut considérer et analyser avec soin le degré de contractilité de la pupille, l'absence ou la présence d'exsudations dans l'ouverture pupillaire, le degré de mobilité des fibres musculaires de l'iris, l'acuité visuelle à des distances rapprochées ou éloignées, enfin la fréquence des crises inflammatoires ou l'état stationnaire de la maladie pendant plusieurs années.

Iritis séreuse. — Conseiller les dérivatifs de toutes sortes, les purgatifs salins et quelquefois même des vomitifs et des sudorifiques : infusions de gaïac, de salseparcille, décoction de Zittmann, etc.

Si ce traitement est insuffisant, recourir à la paracentèse, répétée au besoin plusieurs fois.

Arm. Trousseau.

Iritis simple. — Éviter les synéchies, à l'aide des mydriatiques, et spécialement de l'atropine.

1° *Au début*, prescrire quatre à six instillations par jour du collyre suivant :

> Eau . . . .   4 gr.
> Sulfate neutre d'atropine. . . . .   6 à 12 centigr.

II à III gouttes chaque fois.

Dilater la pupille et la maintenir dilatée.

A mesure que l'injection périkératique diminuera, se départir de la rigueur première, mais ne cesser les instillations de collyre que lorsque l'œil sera blanc depuis au moins quinze jours ou trois semaines. Ne jamais les cesser brusquement.

En même temps qu'on usera du collyre, mettre sur l'œil, trois ou quatre fois par jour, des compresses chaudes trempées dans la solution suivante :

Eau distillée . . . . 300 gr.
Acide borique. . . . . 12 —

La nuit, remplacer les compresses par l'application, sur l'œil, d'un tampon de coton hydrophile ; ce même tampon abritera l'organe malade, au cas où le patient serait obligé de sortir.

2° *Contre la douleur de l'iritis*, appliquer une sangsue à la tempe et faire des frictions autour de l'orbite avec la pommade suivante :

Onguent mercuriel. . . . . 15 gr.
Extrait de belladone . . . . 5 —

ou bien appliquer des compresses faites avec une infusion chaude de belladone ou de jusquiame.

Pratiquer, le soir, des injections de morphine, ou administrer le chloral à l'intérieur.

Si les exsudats sont abondants, lors même qu'il n'y aurait point d'antécédents syphilitiques, outre les frictions mercurielles, prescrire de 50 centigrammes à 2 grammes d'iodure de potassium par jour.

3° *Contre l'insomnie*, donner le bromure de potassium, les pilules d'extrait thébaïque et surtout le chloral.

Iritis séreuse. — Surveiller de près l'emploi de l'atropine, et, au moindre signe d'excès de pression, remplacer l'atropine par le collyre à l'ésérine, ou à la pilocarpine (6 centigr. pour 3 gr.) ou encore par le collyre suivant :

Eau distillée. . . . . 4 gr.
Chlorhydrate d'homatropine. . . . . . 6 centigr.

Les purgatifs salins, les boissons théiques chaudes ou sudoriques, les diurétiques sont indiqués.

Iritis parenchymateuse. — Insister sur l'emploi de l'atropine, dont les instillations seront aussi fréquentes que possible.

Prescrire les préparations hydrargyriques, même s'il n'y a pas de syphilis.

Iritis suppurative. — I. TRAITEMENT LOCAL — Localement abuser de la chaleur humide; instiller, trois fois par jour, II ou III gouttes chaque fois du collyre suivant :

Eau distillée.	4 gr.
Sulfate neutre d'ésérine	6 centigr.

II. TRAITEMENT GÉNÉRAL. — Recommander l'emploi du sulfate de quinine, à l'intérieur.

Iritis chronique. — I. TRAITEMENT LOCAL. — Pour rompre les synéchies, instiller alternativement l'atropine et l'ésérine; au besoin pratiquer l'*iridectomie*, s'il y a des poussées fréquentes, si l'œil tend à s'atrophier, et surtout s'il se trouve dans une période de calme oculaire.

II. TRAITEMENT GÉNÉRAL. — Aider le traitement local par un traitement général, approprié à la cause : syphilis, goutte, rhumatisme, etc.

KÉRATITE.

Panas.

Kératite interstitielle. — L'iodure de potassium est préférable au mercure.

Kératite vasculaire. — Pour amener la disparition des vaisseaux, pratiquer la tonsure conjonctivale.

Kératite neuro-paralytique. — Deux facteurs principaux doivent entrer en ligne de compte dans la production des phénomènes morbides.

Le plus important est la perturbation des fonctions trophiques du trijumeau, lui seul pouvant être mis en cause dans certains cas où les lésions oculaires débutent, par exemple, par un hypopion résultant d'une iritis purulente.

L'autre facteur, dont il faut tenir grand compte, est l'infection microbienne ; et, en pratique, il convient de se conduire comme si cette infection était seule vraie et se méfier avant tout des agents extérieurs, nocifs pour la cornée.

I. TRAITEMENT LOCAL. — Il doit consister en l'occlusion systématique des paupières, avec pansement sec permanent et onctions répétées de l'œil à la vaseline iodoformée.

II. TRAITEMENT GÉNÉRAL. — Il ne peut être basé que sur un examen approfondi de l'état diathésique du sujet et des troubles du système nerveux. Si l'individu est atteint de syphilis, faire des injections intra-musculaires d'huile stérilisée, contenant 4 milligrammes par seringue de biiodure de mercure ; ces injections doivent être répétées tous les jours ou tous les deux jours, suivant la susceptibilité du malade.

Alfred Fournier.

Kératite d'origine syphilitique. — 1. TRAITEMENT GÉNÉRAL. — Mettre le malade au traitement spécifique. Donner l'iodure de potassium à l'intérieur, à la dose de 1 gramme par jour.

II. TRAITEMENT LOCAL. — Prescrire : lavages à l'eau boriquée chaude, instillations d'atropine.

Lannelongue.

Kératite aiguë. — I. HYGIÈNE. — Repos absolu des yeux. Éviter l'action de la lumière par des lunettes garnies ou un bandeau volant en taffetas noir.

II. TRAITEMENT GÉNÉRAL. — Quelle que soit la forme de la kératite, ordonner des purgatifs doux et répétés, pour provoquer une dérivation favorable à la résolution de la maladie et combattre les troubles digestifs qui peuvent venir la compliquer.

Au début, on administrera un purgatif drastique, scammonée et jalap, qui sera répété tous les trois ou quatre jours.

III. TRAITEMENT LOCAL. — Dans les formes superficielles, ulcéreuses, papuleuses, vasculo-plastiques, on pourra faire usage du collyre au nitrate d'argent, suivant la formule suivante :

> Nitrate d'argent . . . . . .   0 gr. 20 à 0 gr. 30
> Eau distillée . . . .   30 —

Instiller quelques gouttes toutes les deux ou trois heures.

Dans les formes très aiguës, on n'emploiera pas ce collyre, qui, chez certains malades, pourrait aggraver le mal et redoubler les douleurs.

On le remplacera par les collyres laudanisés qui donnent d'excellents résultats :

> Eau de plantin . . . .   30 gr.
> Laudanum (suivant l'âge) . . . . .   1 à 2 —
> Sulfate d'atropine. . . . .   0 — 10

On pratiquera, en outre, des frictions sur les paupières et sur le pourtour de l'orbite avec l'onguent mercuriel belladoné.

On pourra aussi soumettre les paupières à de petits

bains, trois ou quatre fois par jour, avec la solution suivante :

Eau distillée. . . . . 180 gr.
Sublimé. 0 — 05
Sel ammoniaque . . . . 0 — 30
Sulfate d'atropine. . . . . 0 — 10

Ajouter de l'eau chaude à parties égales et introduire quelques gouttes dans l'œil.

Dans les cas moins aigus, employer pendant plusieurs jours un collyre au sulfate neutre d'atropine, avec addition de sulfate de zinc (0 gr. 30 pour 300) et les frictions belladonées autour de l'orbite. Vers le déclin de la maladie, user des révulsifs cutanés, vésicatoires appliqués à la tempe, sur les mastoïdes, frictions avec la pommade stibiée. Pour favoriser la résorption des opacités, pratiquer sur la cornée des insufflations de poudre de calomel. A l'intérieur, administrer cette poudre jusqu'à salivation.

On peut retirer de bons effets des applications constantes de compresses sur l'œil, car l'absorption ininterrompue qui se produit à la surface de la cornée tend à modifier heureusement les opacités, en faisant résorber les granulations par suite du gonflement des corpuscules de la membrane.

Kératite chronique. — I. HYGIÈNE. — Repos des yeux.

Éviter la lumière vive, sans pour cela maintenir le malade dans l'obscurité complète. Cette privation absolue de lumière serait plus nuisible qu'utile et pourrait contribuer à affaiblir encore le malade.

Il faut noter aussi que les organes malades s'habituent à cette situation, et que, si l'affection est de longue durée, ils ne peuvent, au moment de la convalescence, supporter l'éclat des rayons lumineux qui deviennent une cause d'inflammation et de récidive.

II. Traitement général. — La maladie étant généralement causée par l'affaiblissement, l'anémie, prescrire un régime approprié :

Huile de foie de morue, préparations amères de gentiane, houblon, feuilles de noyer, pour les scrofuleux.

Ferrugineux et quinquina, pour les débilités.

Préparations arsenicales, liqueur de Fowler, pour les jeunes enfants sujets à la gourme et à l'herpès.

III. Traitement local. — Le nitrate d'argent, l'oxyde rouge et, en général, les pommades et les collyres irritants, ne doivent pas être employés.

Dans les poussées aiguës, contre les exulcérations superficielles, on fera usage des collyres astringents au borax, au sulfate de zinc, et on calmera les douleurs et la photophobie par des frictions avec la pommade mercurielle.

En dehors de ces cas, se contenter des instillations de solution d'atropine, deux ou trois fois par jour.

Dans les kératites chroniques diffuses peu accentuées, faire des applications de compresses imbibées d'eau chaude à 30 ou 40 degrés ou d'une infusion à la même température. Elles doivent être faites chaque jour pendant six à huit heures.

Elles déterminent une injection plus grande de la conjonctive et même la vascularisation de la cornée, phénomènes qui disparaissent bientôt, en même temps que les opacités.

Lorsque la maladie est entretenue par des lésions de voisinage, comme les granulations, il faut avant tout les faire disparaître par la cautérisation, par des badigeonnages astringents.

Duplay.

Kératite phlycténulaire —I. Traitement local. — Si la réaction n'est pas trop vive, employer la pommade à l'oxyde jaune de mercure à 1 pour 20. Introduire chaque jour, entre les paupières, la valeur d'un grain de blé.

On peut aussi employer la poudre de calomel à la vapeur, projetée à la surface de la cornée avec un petit pinceau.

Faire de fréquents lavages de la conjonctive et des paupières avec une solution d'acide borique.

Ne jamais faire usage des solutions phéniquées.

II. TRAITEMENT GÉNÉRAL. — Traiter en même temps l'état général par les anti-scrofuleux : huile de foie de morue, sirop d'iodure de fer, solution iodo-tannique.

III. TRAITEMENT DES COMPLICATIONS. — 1° *Douleurs*. — Contre les douleurs vives, instiller un collyre à la cocaïne à 1 pour 50.

2° *Abcès et ulcération*. — S'il se forme un abcès ou si l'ulcération tend à s'étendre en profondeur, instiller un collyre à l'ésérine à 1 pour 100, ou mieux le collyre de nitrate de pilocarpine, à la même dose.

Toutes les trois heures, application, pendant un quart d'heure, de compresses chaudes, trempées dans une solution boriquée.

3° *Blépharospasme*. — S'il y a blépharospasme, les malades devront rester dans une pièce obscure. S'ils sont obligés de sortir, ils ne le feront que munis de conserves à verres fumés, fortement teintés, et garnies de taffetas noir.

Lorsque le blépharospasme est intense, et surtout lorsqu'il y a fissure de la commissure externe, fendre cette commissure d'un coup de ciseaux (opération d'Agnew). La section peut être pratiquée avec le galvano-cautère. On peut encore se servir de la dilatation forcée avec les écarteurs.

Kératite vésiculaire. — La rupture des vésicules amenant la cessation des douleurs, on peut tenter d'exciser ou de percer leur paroi antérieure. Mais ce n'est pas une opération facile, et on la remplace généralement par la projection sur la cornée d'une certaine quantité de poudre de calomel pour tâcher que le frottement de cette poudre, aidé du mouvement des paupières, amène la perforation. On pratique en même temps des lotions répétées avec une solution antiseptique, et on instille le collyre à l'ésérine, s'il n'y a pas diminution de la tonicité du globe oculaire.

Pour calmer les douleurs névralgiques intenses qui se manifestent dans la maladie, faire usage des injections de morphine à la tempe ; du bromure de potassium ou du sulfate de quinine, à l'intérieur.

Nagel et Brière ont conseillé les courants continus ascendants.

Kératite ponctuée. — I. TRAITEMENT LOCAL. — Instillations de collyre à l'atropine, pour éviter les complications du côté de l'iris, ou mieux encore, si l'iris est sain, de collyre à l'ésérine. — Appliquer un bandeau compressif, et ne pratiquer qu'exceptionnellement la ponction de la chambre antérieure.

II. TRAITEMENT GÉNÉRAL. — Si la maladie est causée par la blennorragie, administrer à l'intérieur des balsamiques ; si elle est causée par la diathèse rhumatismale, prescrire le salicylate de soude.

Kératite vasculaire. — I. TRAITEMENT GÉNÉRAL. — Rechercher et traiter avec soin les granulations, s'il en existe, et tenter de faire disparaître la cause de la maladie.

II. TRAITEMENT MÉDICAL. — En cas de réaction vive, appliquer des compresses chaudes, plusieurs fois dans la journée, pendant un quart d'heure ou vingt minutes.

Pour favoriser la disparition des vaisseaux, on se servira d'astringents, de caustiques légers, tels que le tannin et le sulfate de cuivre, sous forme de glycérolés, en évitant les sels de plomb et d'argent, qui produisent des dépôts métalliques à la surface de la cornée.

On obtient de bons effets par les attouchements avec le perchlorure de fer à 30 degrés, mais on fait surtout usage maintenant de la pommade à l'oxyde jaune de mercure.

Pour diminuer le frottement des paupières sur la cornée, il est souvent utile d'opérer le débridement de la commissure externe des paupières, suivi ou non de la *canthoplastie*.

III. TRAITEMENT CHIRURGICAL. — Tous les moyens médicaux sont insuffisants pour triompher du pannus sarcomateux, et il faut recourir en ce cas à l'inoculation de l'ophtalmie purulente ou à l'excision de la conjonctive, tout autour de la cornée, pour produire l'atrophie des vaisseaux.

On pratique cette opération, après cocaïnisation de l'œil, en enlevant avec des ciseaux courbes une bandelette de 2 à 3 millimètres de largeur tout autour du limbe cornéen. On ne doit pas craindre d'exciser le tissu cellulaire sous-conjonctival.

La conjonctivite purulente est obtenue par l'inoculation de pus blennorragique, mais il est préférable de se servir du jéquirity, s'il est nécessaire d'amener cette maladie.

Kératite syphilitique. — I. TRAITEMENT EXTERNE. — Injections sous-cutanées d'un sel hydrargyrique, renouvelées tous les deux jours, à la dose de X à XX gouttes. Employer une solution de sublimé à 1 pour 100 :

Eau distillée.	10 gr.
Bichlorure de mercure	0 — 10
Chlorure de sodium	1 —

On peut remplacer le bichlorure de mercure par le peptonate de mercure.

Employer, en outre, la pommade à l'oxyde jaune avec massage de l'œil ou les douches de vapeur avec l'appareil de Lourénço. Enfin, pour prévenir des accidents du côté de l'iris, il est utile de faire des instillations du collyre à l'atropine.

II. Traitement interne. — A l'intérieur, donner l'iodure de potassium à la dose de 2 grammes.

III. Hygiène. — Indépendamment du traitement ioduré, surveiller l'hygiène générale.

Kératite suppurée. — I. Traitement local. — 1° S'*il y a abcès circonscrit* et indolent de la cornée, appliquer des compresses chaudes à 40 degrés, plusieurs heures par jour, et faire de fréquents lavages avec la solution de sublimé.

2° *Quand il y a menace d'iritis*, employer les instillations d'atropine et, dans le cas contraire, les collyres à l'ésérine ou à la pilocarpine.

3° Lorsque le *pus est collecté*, on tâche de l'enlever en incisant obliquement les lames de la cornée avec un couteau triangulaire. Mais comme généralement le pus sort mal, il est préférable, s'il y a hypopion, de pratiquer la paracentèse de la cornée pour obtenir une détente. Si la perforation des lames antérieures de la cornée est prête à se produire, ouvrir l'abcès avec la pointe du thermo-cautère ou du galvano-cautère.

Dans les cas graves, il faut se résoudre à recourir à l'opération dite de Sæmisch.

Lorsque l'on a effectué la ponction de la chambre antérieure ou de la cavité de l'abcès, on fait un pansement avec la poudre d'iodoforme ou de salol et l'on applique ensuite un bandeau compressif.

4° Quand la *suppuration cornéenne est d'apparence diffuse*, insister sur les instillations de collyre à l'ésérine, les lavages antiseptiques. et, pour prévenir la formation d'un staphylôme, appliquer un bandeau compressif, après avoir saupoudré la cornée d'iodoforme.

II. TRAITEMENT GÉNÉRAL. — Administration de toniques, principalement du sulfate de quinine.

Tillaux.

Kératite suppurée. — Donner issue au pus.

1° Si le *foyer occupe seulement la cornée*, l'ouvrir largement avec un couteau de de Graefe.

2° S'il y a *hypopion*, diviser la cornée dans son tiers inférieur.

3° Si le *pus est épais*, l'extraire avec la curette.

Mettre sur l'œil des compresses chaudes.

Lorsque la vascularisation de la cornée tourne au pannus, on doit avoir recours à la *tonsure conjonctivale* ou même à l'*iridectomie*.

Quand le dépôt qui sépare les fibres de la cornée a disparu, elle peut, grâce à leur intégrité, recouvrer toute sa transparence.

Kératite vasculaire. — Pour faire disparaître la cause de la maladie, il convient d'abord de détruire les granulations, puis il faut détruire l'ulcération cornéenne, rétablir les voies lacrymales, traiter l'entropion, l'ectropion, le trichiasis.

Tous les collyres sont inefficaces contre le pannus; il faut détruire les vaisseaux se rendant à la cornée.

Quand l'affection est légère, il suffit souvent pour cela de toucher, avec un crayon de nitrate d'argent, les gros troncs que l'on aperçoit sur la conjonctive.

Constantin Paul.

Kératite phlycténulaire ou lymphatique. — I. TRAITEMENT GÉNÉRAL. — Huile de foie de morue, iodure de fer, sirop antiscorbutique, amers.

II. TRAITEMENT LOCAL. — Pommade au calomel à 4 pour 30; au précipité jaune à 1 ou 2 pour 30; onguent citrin.

Dans les cas atoniques, combattre la photophobie par des lotions chaudes à l'eau saturée de chlore.

Kératite vésiculeuse. — Collyre à l'atropine et courants continus (6 éléments). Placer le pôle positif sur le front, le pôle négatif à l'occiput. Faire l'occlusion de l'œil.

Kirmisson.

Kératite ponctuée. — I. TRAITEMENT LOCAL. — Employer les applications de sangsues, les onctions mercurielles et belladonées, le bandeau compressif pour calmer les phénomènes inflammatoires. L'iritis étant souvent un élément de la maladie, les instillations d'atropine seront très utiles; les douleurs vives nécessiteront quelquefois la tension intra-oculaire.

II. TRAITEMENT GÉNÉRAL. — On hâtera la résolution par l'iodure de potassium à l'intérieur.

Calmer les douleurs avec le salicylate de soude.

Abadie.

Kératite parenchymateuse. — Prescrire des injections hypodermiques avec :

Bichlorure de mercure	1 gr.
Chlorure de sodium	2 —
Eau distillée	100 —

Faire dissoudre.

Après dix ou douze injections, l'acuité visuelle s'améliore.

Les injections sont faites ordinairement, tous les deux jours, sous la peau du dos, en ayant soin d'enfoncer très profondément la canule sous le derme et de pratiquer ensuite un léger massage.

Si l'injection est mal supportée, on introduit sous la peau, quelques instants auparavant et par la même piqûre, 1 centigramme de cocaïne.

Galezowski.

Kératite herpétique ou **Herpès fébrile de la cornée**. — I. TRAITEMENT GÉNÉRAL. — Administrer un vomitif ou une purgation contre les phénomènes fébriles généraux.

S'il y a impaludisme, donner le sulfate de quinine, à la dose de 40 à 50 centigrammes par jour.

II. TRAITEMENT LOCAL. — Instiller, à de longs intervalles, I ou II gouttes de collyre à l'atropine ; instiller également, malgré l'anesthésie locale, deux ou trois fois par jour, les gouttes suivantes :

Chlorhydrate de cocaïne.........	25 centigr.
Eau distillée................	10 gr.

Instiller I goutte toutes les dix ou quinze minutes, pendant une heure.

Introduire entre les deux paupières :

Acide borique porphyrisé........	50 centigr.
Vaseline....................	10 gr.

ou la poudre suivante :

Iodoforme porphyrisé...........	25 centigr.
Vaseline....................	10 gr.

Réserver les pommades antiseptiques pour les ulcères rongeants. Si ces moyens sont insuffisants, cautériser chaque jour l'intérieur des paupières, pendant quinze à vingt jours, avec la solution de nitrate d'argent à 1/40. On en neutralisera l'effet avec du sel marin.

Dans les cas graves et rebelles, compliqués d'ulcères rongeants, de conjonctivite intense, ou lorsque l'ulcération occupe toute la cornée, appliquer plusieurs pointes de feu, à l'aide du thermo-cautère.

Dans les cas invétérés, recourir aux lotions chaudes, aux douches de vapeur sur les yeux fermés et au bandage compressif.

Kératite herpétique dans l'influenza. — Pendant les épidémies d'influenza, l'affection oculaire dominante est soit une conjonctivite pustuleuse, soit une kératite herpétique, à forme d'ulcère rongeant ou superficiel, avec soulèvement de l'épithélium et anesthésie cornéenne.

I. TRAITEMENT INTERNE. — A l'intérieur, donner le sulfate de quinine, à haute dose.

II. TRAITEMENT EXTERNE. — Badigeonnages de la cornée avec la solution suivante d'apyonine jaune :

Apyonine ou benzo-phénate......   10 centigr.
Eau distillée................   10 gr.

Ces badigeonnages sont répétés cinq ou six fois par jour.

Kératite phlycténulaire herpétique. — Prescrire les pommade et collyre suivants :

Phénate de mercure...   0 gr. 010 à 0 gr. 015
Eau distillée ....   100 —

F. s. a. — Pour lavages et instillations oculaires.

Phénate de mercure ......   5 à 10 centigr.
Lanoline ....   10 gr.

Mêler. — Usage externe.

Ces préparations ne seront prescrites qu'après que

les douches de vapeur ou l'usage des mydriatiques
auront dissipé les phénomènes de congestion. On
suspendra leur emploi, si elles sont mal tolérées
par le malade.

Kératite lymphatique. — I. TRAITEMENT LOCAL.
— Pour les kératites lymphatiques invétérées, les ké-
rato-conjonctivites simulant des granulations, suspendre pendant quelque temps l'usage de l'atropine,
ainsi que celui des collyres astringents, et pratiquer
tous les deux ou trois jours des scarifications sur le
bord de la cornée.

Enfin, et c'est le moyen le plus efficace, donner
des douches de vapeur, à l'aide d'un vaporisateur.

Pour cela, appliquer une compresse double sur les
yeux du malade, avant de projeter le jet de vapeur.

Faire durer la douche de dix à quinze minutes, une ou
deux fois tous les jours ou tous les deux ou trois
jours.

Comme dérivatifs, employer les vésicatoires derrière les oreilles; mais il ne faut point en faire abus
avec les sujets prédisposés aux éruptions exanthéma-
teuses.

II. TRAITEMENT GÉNÉRAL. — Le traitement interne varie suivant le tempérament du malade et le
degré de l'inflammation.

Au début, prescrire l'émétique ou une purgation,
remplacée ensuite par des paquets de calomel et de
rhubarbe.

Si l'état des organes digestifs le permet, donner
le sulfate de quinine, pour enrayer les symptômes
inflammatoires aigus.

Il est nécessaire de traiter l'état général, mais les
préparations iodées sont interdites pendant tout le
temps que dureront les insufflations de calomel dans
l'œil. L'oubli de cette précaution exposerait à de
graves complications du côté de la conjonctive.

Kératite vasculaire. — Les granulations ont lieu surtout dans le cul-de-sac conjonctival.

Pratiquer l'excision de ce cul-de-sac et terminer la guérison par des cautérisations au nitrate d'argent.

Kératite névro-paralytique. — Dans les ophtalmies purulentes, quelles qu'elles soient, surveiller l'état de la cornée et exciser le bourrelet chémosique péricornéen, aussitôt qu'elle est menacée.

On devra rétablir la circulation et la nutrition de la cornée et arrêter la suppuration conjonctivale par des cautérisations de nitrate d'argent souvent répétées.

Si l'affection a pour origine une maladie cérébrale, combattre, à l'intérieur, la marche de cette maladie par l'iodure de potassium.

Localement, on agira par des instillations alternatives de collyre à l'atropine et à l'ésérine, puis des légers collyres astringents, des lotions aromatiques très chaudes : infusions de camomille, de thé vert, etc.

Kératite ulcéreuse. — Employer l'atropine contre la photophobie, la rougeur périkératique et pour calmer les douleurs. La dose sera proportionnée à l'âge du malade et au degré de l'inflammation :

> Eau distillée . . . . 10 gr.
> Sulfate neutre d'atropine. . . . . 2 centigr.

Faire des instillations, toutes les deux ou trois heures.

Ajouter 20 à 50 centigrammes de cocaïne, si les douleurs sont vives.

Lorsque l'ulcère est profond et suppurant, la rougeur et la photophobie intenses, prescrire la pommade à l'oxyde jaune de mercure ou la poudre suivante :

> Calomel porphyrisé. . . . . 4 gr.
> Hydrochlorate de morphine porphyrisé. . . . . 10 centigr.

Lorsque l'inflammation devient plus grande et attaque l'iris, ou lorsque les phlyctènes se multiplient et produisent une suppuration, appliquer à la tempe, tout contre l'oreille, un nombre de sangsues proportionné à l'âge et au tempérament du malade.

Si l'inflammation est très intense au pourtour de la cornée et sur la cornée elle-même, employer alternativement l'ésérine et l'atropine, dans le but de diminuer la vascularisation.

En cas d'insuccès, couper les faisceaux vasculaires avec le scarificateur.

Ferrand.

Prescrire le collyre suivant :

Aloès socotrin............	0 gr. 03
Calomel.................	0 — 03
Sucre	4 —

De Saint-Germain.

Kératite pustuleuse. — I. TRAITEMENT GÉNÉRAL. — Prescrire des toniques et un traitement général reconstituant.

II. TRAITEMENT LOCAL. — Prescrire les instillations de sulfate d'atropine et des sangsues.

Les injections d'atropine à la tempe sont, chez les adultes, d'une efficacité très peu stable, et, pour les jeunes sujets, elles ne paraissent pas compenser par des résultats indiscutables les craintes que peut inspirer son emploi. Il ne faut donc pas en abuser.

Administrer des douches chaudes ou tièdes, des fomentations de thé vert et de pavot, des compresses chaudes d'eau chlorée, des insufflations de poudre de calomel.

Chez les enfants, il faut bien se garder de pratiquer des opérations (section ou transfixion de la pustule, abrasion des vaisseaux conjonctivaux venant se rendre à la pustule). Elles donnent rarement de bons résultats.

Certains praticiens, lorsque le blépharospasme est très intense, pratiquent le débridement de la commissure interne des paupières. Je n'ai pas eu à me louer, pour ma part, de cette opération; toujours le phimosis palpébral s'est reproduit peu de temps après, ou même, malgré son succès, l'opération n'a donné aucun bon résultat.

Kératite parenchymateuse. — I. TRAITEMENT GÉNÉRAL. — Administrer l'iodure de potassium à hautes doses.

Si la maladie a une origine syphilitique, joindre à l'iodure de potassium les frictions mercurielles.

A défaut des deux médicaments isolés, prendre le sirop de Gibert.

II. TRAITEMENT LOCAL. — A moins de vascularisation extraordinaire, il ne faut employer ni pommades ni collyres irritants, mais simplement des compresses chaudes.

La pilocarpine, le jaborandi, les émissions sanguines, doivent être rejetés, étant donnée la faiblesse du malade, à moins pourtant que les douleurs ne deviennent intolérables, ce qui arrive rarement.

Kératite vasculaire. — En cas de granulations communes, mettre en usage les collyres au sulfate de zinc, au sulfate de cuivre, le perchlorure de fer.

Lorsqu'il s'agit des enfants, il faut s'abstenir de toute thérapeutique chirurgicale. L'abrasion des vaisseaux, la péritomie d'un petit anneau de conjonctive, l'excision d'un large lambeau conjonctival suivie de la cautérisation au nitrate d'argent, la tonsure de la conjonctive, sont des moyens dangereux.

Quant à l'inoculation du pus blennorragique, je ne conseillerai jamais de la pratiquer, car on peut se demander, jusqu'à plus ample information, si les bénéfices retirés de ce moyen compensent le danger qui consiste à gratifier un malade d'une affection que l'on ne pourra peut-être pas enrayer et qui est trop souvent suivie de la fonte de l'œil.

Kératite ulcéreuse. — Il faut éviter tout traumatisme de la cornée, et agir prudemment en vue des conséquences graves que pourrait amener une kératite purulente. Il ne faudra donc pas, par exemple, pratiquer l'opération de la cataracte dans tous les cas où une inflammation de la conjonctive ou du sac lacrymal ne serait pas absolument guérie.

La même réflexion s'applique aux affections générales, telles que le diabète et l'albuminurie.

Dans la forme aiguë, et surtout dans la forme subaiguë, employer les émissions sanguines, la saignée, les sangsues, les frictions mercurielles.

Les fomentations chaudes et aromatiques trouveront leur utilité dans les cas à marche lente.

Lorsque le pus est formé, il est absolument nécessaire de lui donner issue, soit à l'aide d'une incision intéressant seulement les lames de la cornée, si la kératite est interstitielle, soit par une incision dans toute son épaisseur, c'est-à-dire en pénétrant dans la chambre antérieure de l'œil, s'il y a hypopion.

J. Comby.

I. TRAITEMENT LOCAL. — 1° Faire porter au malade des verres fumés ou, à défaut de ceux-ci, une large visière pour garantir l'œil de la lumière.

2° Chaque jour, faire des instillations de :

Eau distillée	10 gr.
Sulfate d'atropine.	0 — 05

ou bien, s'il y a ulcère de la cornée et qu'on puisse craindre la perforation de l'œil :

> Eau distillée . . . .   10 gr.
> Sulfate d'ésérine. . . . .   0 — 05

et, en même temps, porter sur la cornée, à l'aide
d'un petit pinceau, un très petit fragment de la pommade suivante :

> Vaseline . . . .   10 gr.
> Précipité jaune , ...   0 — 25

3º Conseiller les irrigations avec de l'eau oxygénée
à 3 pour 100.

II. TRAITEMENT GÉNÉRAL. — 1º Si la syphilis
doit être incriminée, donner l'iodure de potassium et
le mercure.

2º Si c'est la scrofule, huile de foie de morue, sirop
antiscorbutique, cure de Barèges, Salies, Salins-Moû-
tiers, Luchon, Saint-Christau.

3º Surveiller les fosses nasales et traiter, s'il y a lieu,
le coryza.

Broca.

Kératite phlycténulaire. — I. TRAITEMENT LOCAL.
— 1º Laver souvent l'œil à l'eau boriquée chaude.

2º Matin et soir, mettre dans les culs-de-sac conjonctivaux, gros comme un pois de la pommade suivante :

> Vaseline. . . . .   10 gr.
> Oxyde jaune de mercure . . . 0 gr. 30 à 0 — 50

3º Insufflations de calomel à la vapeur.

4º Si les lésions sont intenses et la photophobie accusée, instiller du collyre à la cocaïne.

II. TRAITEMENT GÉNÉRAL. — La scrofulose, qui est
souvent en cause, doit être traitée.

Kératite vasculaire. — I. TRAITEMENT MÉDICAL.
— *Au début,* applications de compresses boriquées
et massage de la cornée, après introduction d'un
fragment de pommade jaune au mercure.

II. TRAITEMENT CHIRURGICAL. — Si le mal progresse, intervenir chirurgicalement en débridant
l'angle externe des paupières (*canthoplastie*) ou en
sectionnant les vaisseaux qui abordent le pannus
par une excision de la conjonctive, tout autour de la
cornée.

Kératite interstitielle. — I. TRAITEMENT LOCAL.
— 1° Massage à la pommade au précipité jaune de
mercure.

2° Insufflations de calomel à la vapeur.

3° Applications de compresses chaudes.

II. TRAITEMENT GÉNÉRAL. — Souvent liée à la
syphilis héréditaire, c'est cette affection qu'il faudra
combattre.

Valude.

Kératite lymphatique. — I. TRAITEMENT GÉNÉRAL.
— Climat sec et chaud, alimentation reconstituante ;
administration de l'iode sous toutes ses formes. En
hiver, l'huile de foie de morue ; en été, le sirop ou le
vin iodo-tannique, pour les enfants, l'iodure de potassium à doses faibles pour les adultes.

II. TRAITEMENT LOCAL. — Variable suivant les
formes :

Première forme (phlyctènes du limbe). — Lavages bori-
qués tièdes. Au début, quand l'irritation est vive, faire
des insufflations de poudre de calomel et dans ce cas,
ne pas donner d'iodure à l'intérieur. Après la période
inflammatoire, faire des applications locales, tous les
soirs, de pommade à l'oxyde jaune de mercure, d'abord
à 1 pour 100, puis, progressivement augmentée, jusqu'à
5 pour 100.

11.

Deuxième forme (phlyctènes de la cornée). — Même traitement. Y joindre, matin et soir, une instillation de collyre au sulfate d'atropine à 1 pour 100.

Troisième forme (kératite en bandelette). — Au début, pommade au précipité jaune à 1 pour 100. Si l'ulcération progresse, essayer de l'arrêter, en la touchant avec la pointe fine du galvano-cautère, ou par la péritomie partielle.

Quatrième forme (abcès de la cornée). — Pansement occlusif pratiqué après l'instillation de III à IV gouttes d'atropine et l'application d'une pommade iodoformée à 5 pour 100. Laisser la compression trois à quatre jours. La paracentèse de la chambre antérieure est ici inutile. Quand l'hypopion a disparu, remplacer le bandeau par des lunettes fumées, forme coquille, teinte n° 3, et continuer les instillations et la pommade précédente.

Cinquième forme (kératite panneuse). — Pommade au précipité jaune à 1 pour 100 et collyre au sulfate d'atropine ; y joindre une péritomie totale au galvano-cautère, ou mieux, aux ciseaux fins courbes.

III. TRAITEMENT DES COMPLICATIONS. — 1° *Kératocèle.* — Dans les cas de hernie de la membrane de Descemet, immobiliser l'œil par un pansement occlusif sec.

2° *Myocéphalon* (procédé de M. Gama-Pinto). — Avec un stylet fin, on réduit la hernie iridienne ; puis avec une paire de ciseaux courbes fins, on détache un lambeau conjonctival de la surface du bulbe oculaire. On le transporte ensuite sur la cornée et on bourre les perforations avec le lambeau de conjonctive, en ayant soin que la surface cruentée corresponde aux parois de l'orifice.

3° *Photophobie.* — Bromure de potassium à l'intérieur ; irrigations glacées prolongées et faites avec force chaque matin. Les topiques palpébraux (nitrate d'argent à 1 pour 100, teinture d'iode diluée, onguent napolitain) sont bien inférieurs à la méthode précédente.

4° *Blépharospasme*. — Instiller toutes les deux heures II à III gouttes de collyre au chlorhydrate de cocaïne à 5 pour 100, ou employer la dilatation forcée de Gayet. Dans les cas rebelles, pratiquer la *cantholomie* ou section de la commissure de l'angle externe des paupières.

Kératite ulcéreuse. — Laver la cavité oculaire, à l'aide d'une solution de sublimé à 1/500. Appliquer ensuite sur les paupières fermées une rondelle épaisse de gaze au salol, puis de ouate antiseptique. Maintenir ce pansement avec une bande de tarlatane mouillée et modérément serrée, qui, en séchant, constitue un appareil inamovible assurant une compression égale et une occlusion complète.

Le pansement doit être gardé trois ou quatre jours et renouvelé jusqu'à guérison.

Arm. Trousseau.

Kératite phlycténulaire. — I. TRAITEMENT LOCAL. — Introduire avec un pinceau, dans l'œil, une fois par jour, gros comme un grain de blé de la pommade suivante :

> Vaseline . . . . 5 gr.
> Oxyde jaune de mercure . . . . . . 25 centigr.

Mettre sur l'œil, trois fois par jour, pendant un quart d'heure, des compresses chaudes trempées dans la solution suivante :

> Acide borique . . . . 12 gr.
> Eau distillée. . . . . 300 —

Proscrire l'usage du bandeau, qui augmente le blépharospasme; permettre les lunettes fumées.

Contre l'élément douleur, faire autour de l'orbite des frictions avec la pommade suivante :

> Onguent mercuriel . . . . 10 gr.
> Extrait de belladone. . . . .   3 —

A renouveler matin et soir.

S'il y avait tendance à l'ulcération ou à l'abcès, suspendre la pommade et la remplacer par le collyre suivant :

> Eau distillée. . . . . 10 gr.
> Nitrate de pilocarpine. . . . .   5 à 15 centigr.

Insister sur les fomentations chaudes.

Repousser les vésicatoires et le collyre à l'atropine, dont on a tant abusé, comme inutiles, voire même nuisibles.

II. Traitement général. — Donner le traitement général antistrumeux, spécialement l'huile de foie de morue.

Mais ne jamais donner à l'intérieur, en même temps que la pommade à l'oxyde jaune, de l'iode ou un iodure, qui formerait dans le cul-de-sac conjonctival une combinaison (biiodure) néfaste pour l'œil.

KÉRATOCONE.

Panas.

On obtient de bons résultats par l'emploi de coques de verre de la grandeur des coques d'émail qui servent à la prothèse oculaire, et d'un rayon de courbure analogue, voisin de celui de la cornée. La coque avec la cocaïne améliore considérablement la vision ; elle peut être gardée plusieurs heures et ne détermine qu'une très légère irritation.

KYSTES DE LA GLANDE LACRYMALE.

Panas.

Pratiquer l'excision partielle de la poche, suivie ou non de cautérisations au nitrate d'argent.

Si la tumeur est petite, si la paupière peut être suffisamment renversée, on peut tenter d'exciser le kyste tout entier.

KYSTES DES PAUPIÈRES.

Panas.

Kystes hydatiques. — L'incision, suivie de l'évacuation, est la seule opération bonne et rapide.

Commencer par fixer la petite tumeur à l'aide d'une pince à dents de souris.

Après cela, un coup de ciseaux suffit pour retrancher une partie ou la totalité du kyste jusqu'à la base.

Terrier.

Kystes hydatiques. — Inciser et cautériser.

Kystes sébacés. — Les kystes sébacés seront traités par la ponction et l'énucléation de la matière sébacée par des pressions méthodiques.

Kystes sudoripares. — Ils nécessitent l'excision de la poche; employer le crayon de nitrate d'argent pour cautériser.

De Saint-Germain.

Pratiquer l'extirpation simple de la tumeur, lorsqu'elle gêne l'organe visuel et que l'œil n'est pas atteint. En règle générale, attaquer la tumeur par une incision courbe, pratiquée à son niveau et dans une situation parallèle au bord orbitaire.

C'est à travers la paupière, en disséquant largement et soigneusement, qu'il faut aller chercher et énucléer le néoplasme.

En cas d'adhérences avec le périoste, ruginer et gratter ce dernier, au niveau du point d'implantation. Faire l'extirpation complètement; placer un drain et réunir la plaie par une suture.

Nélaton.

Kystes palpébraux. — La ponction, même suivie de la cautérisation, n'empêche pas la récidive.

Le seul traitement convenable aux kystes palpébraux est l'ablation.

L'incision doit être transversale et doit être faite soit du côté de la peau, soit du côté de la muqueuse.

Lorsque le liquide est écoulé, au moyen d'une curette, il faut faire sortir tout ce que contient le kyste.

Cautérisation dans tous les sens, avec le nitrate d'argent.

Kystes des glandes de Meïbomius. — Cette méthode n'est pas applicable aux kystes des glandes de Meïbomius.

KYSTES ORBITAIRES.

Duplay.

Encéphalocèles orbitaires. — Si le diagnostic d'encéphalocèle est établi, s'abstenir de toute opération.

Les encéphalocèles doivent être légèrement comprimées, mais ne doivent être opérées qu'exceptionnellement.

Kystes dermoïdes. — La simple énucléation du contenu par incision de la poche ne peut suffire.

La ponction avec injection iodée réussit quelquefois, mais il en résulte parfois une inflammation qui peut être dangereuse.

Le traitement curatif parfait serait l'extirpation complète de la poche, mais cela est souvent impossible.

En général, disséquer la tumeur, évacuer le contenu et réséquer la plus grande partie des parois.

Drainage consécutif.

Antisepsie rigoureuse.

Terrier.

On peut utiliser les injections caustiques.

Monod.

Kystes séreux ou acéphalocystiques. — Pratiquer la ponction simple, suivie ou non d'injection iodée.

LAGOPHTALMIE.

Duplay.

Dans certains cas de lagophtalmie, où il y a seulement exagération dans les dimensions de l'ouverture palpébrale, diminuer la longueur de la fente par l'opération appelée *tarsorrhaphie* ou *canthorrhaphie*, qui consiste dans la suture de la commissure externe des paupières.

Terrier.

Dans les cas d'ulcérations tuberculeuses ou épithéliales, les enlever et faire une *blépharoplastie*.

Broca.

La guérison est facilement obtenue par la *canthor-rhaphie* qui consiste à pratiquer l'avivement et la suture de l'angle palpébral.

LÉSIONS TRAUMATIQUES DE L'ŒIL.

Panas.

Lésions traumatiques des conduits et des points lacrymaux. — Immobiliser les paupières par un bandeau compressif et réunir les lèvres de la blessure par des bandelettes agglutinatives, si la lésion est produite par un instrument tranchant. S'il y a perte de substance, appliquer des points de suture, en ayant soin de pratiquer, soit immédiatement, soit plus tard, le cathétérisme du conduit. Il est souvent utile de pratiquer la section longitudinale du conduit lacrymal.

Lannelongue.

Lésions traumatiques lacrymales. — Dans certains traumatismes du canal nasal, l'apophyse montante du maxillaire et l'os unguis peuvent être fracturés, leurs fragments peuvent proéminer dans le conduit et constituer un obstacle à l'écoulement des larmes. De plus la muqueuse, si elle est blessée, peut, en se cicatrisant, oblitérer complètement le canal. On devra, dans ces cas, introduire un stylet dans tout le trajet, afin de repousser les fragments et de les remettre en place.

Le cathétérisme mal pratiqué cause fréquemment un traumatisme de la muqueuse. La cicatrisation détermine souvent alors une oblitération irrémédiable.

Lésions traumatiques de la cornée. — I. TRAITE-

MENT LOCAL. — Si, chez des sujets adultes et vigoureux, il survient une kératite franche à la suite d'un
traumatisme, pratiquer au début une saignée générale.

Appliquer ensuite, durant plusieurs jours, des sangsues aux tempes ou mieux derrière les oreilles.

II. TRAITEMENT GÉNÉRAL. — Administrer en même
temps des révulsifs intestinaux, des opiacés, pour calmer les douleurs.

Terrier.

Lésions traumatiques du nerf optique. — En cas
de contusions, prescrire les antiphlogistiques, les révulsifs cutanés et intestinaux, les injections sous-cutanées de strychnine, enfin les courants continus.

S'il y a une plaie, le traitement doit être, au moins
au début, antiphlogistique et résolutif. Appliquer des
sangsues, des compresses froides ou glacées; administrer des révulsifs intestinaux.

Traiter ultérieurement l'atrophie commençante.

Lorsque des accidents névralgiques ou d'ophtalmie
sympathique se déclarent, pratiquer la section des
filets nerveux ou mieux l'ablation du globe et du nerf
optique.

Kirmisson.

Lésions traumatiques de la conjonctive. — En cas
d'ecchymose sous-conjonctivale, appliquer des compresses d'eau froide, imbibées de liquides résolutifs,
eau-de-vie camphrée ou eau blanche. Employer aussi
une légère compression, mais n'user de la ponction
qu'en cas d'épanchement sanguin très abondant et
capable de menacer la cornée.

On procédera ensuite à des lavages à l'aide d'une
solution antiseptique d'acide borique au 1/100 et on
pratiquera méthodiquement la compression.

En cas de plaies de la conjonctive, faire de simples lavages et des applications froides, si elles sont peu importantes.

Si elles sont assez étendues et surtout si elles ont l'apparence de plaies à lambeaux, pratiquer soigneusement une suture.

S'il y a luxation sous-conjonctivale, attendre la complète cicatrisation de la rupture scléroticale, puis procéder à l'extraction de la lentille.

S'il y a expulsion totale ou extraction artificielle du cristallin, remédier aux troubles de réfraction par des verres convexes appropriés.

Rupture de l'œil. — Repos absolu au lit, pour favoriser la cicatrisation; occlusion des paupières, à l'aide d'un bandeau compressif.

Sangsues à la tempe; application d'un sachet de, glace par dessus le bandeau, pour combattre l'inflammation. Les révulsifs peuvent être aussi employés avec succès.

En cas de rupture de la conjonctive, opérer d'abord l'excision des portions d'iris et de corps vitré, faisant saillie au dehors; pratiquer ensuite la suture.

Lésions traumatiques de la choroïde et de la rétine. — Il n'existe aucun traitement chirurgical particulier pour les lésions de la choroïde et de la rétine.

Lésions traumatiques de l'iris. — En cas de rupture de la sclérotique, tenter de réduire le prolapsus irien par des instillations d'ésérine.

Employer l'atropine contre l'iritis traumatique.

Si un large coloboma de l'iris, gênant la vision, survient après la guérison, faire porter des lunettes sténopéiques.

S'il y a hernie de l'iris et que l'accident soit récent, réduire la hernie avec un stylet et user des instillations d'ésérine pour la maintenir.

Quand l'iris, prolabé, est sujet à l'inflammation.

aux exsudats plastiques, il est nécessaire d'en opérer l'excision.

Contre l'inflammation, on emploiera les instillations d'atropine.

Lésions traumatiques de la cornée. — En cas de contusion, opérer avant tout un minutieux lavage de l'œil.

Prescrire ensuite les instillations d'atropine, les réfrigérants et l'occlusion du globe oculaire pour calmer la douleur et prévenir l'inflammation.

Si l'on constate une plaie de la cornée, laver l'œil avec un liquide légèrement antiseptique (solution d'acide borique au 1/100) surtout s'il y a eu introduction de matières septiques. Conseiller les instillations d'atropine et l'emploi d'un bandeau modérément compressif.

Établir le même traitement que pour la kératite (1).

Lésions traumatiques de la sclérotique. — S'il y a plaie ou rupture de la sclérotique, exciser le prolapsus de l'humeur vitrée, si la plaie est nette, pour en pratiquer ensuite la suture, à l'aide de soie phéniquée ou de catgut fin.

Compression méthodique et réfrigérants.

Galezowski.

Lésions traumatiques de la cornée et de la sclérotique. — La suture de la sclérotique peut rendre de très grands services dans des cas de blessures larges et graves du globe oculaire qui atteignent la cornée et la sclérotique.

Appliquée à temps, elle peut préserver l'œil de sa destruction et de son atrophie.

Avant de procéder à la suture, examiner avec soin

(1) Voyez *Kératite*, page 170.

si l'iris n'est pas blessé, s'il n'existe pas près de son bord pupillaire quelques morceaux détachés flottants qui doivent être excisés sans retard, enfin si le cristallin n'est pas lésé et s'il n'existe pas de couches corticales dans la chambre antérieure ou entre les lèvres de la plaie.

Dans ce dernier cas, nettoyer la plaie et la chambre antérieure, à l'aide d'une curette.

Il faut bien se garder de pratiquer des injections de liquide antiseptique dans la chambre antérieure : elles déterminent des douleurs et souvent de violentes attaques d'iritis.

L'opération est la même que pour la suture de la cornée (1).

De Saint-Germain.

Lésions traumatiques de la cornée. — Il ne faut jamais s'effrayer de l'étendue de la plaie et ce serait, chez les enfants, faire une mauvaise besogne que de pratiquer la suture.

Pour prévenir l'inflammation, on emploiera les compresses froides et même glacées.

Si l'inflammation survient, pratiquer des émissions sanguines, à l'aide de la sangsue naturelle ou artificielle.

Lorsqu'il n'y aura plus qu'une sub-inflammation, on mettra en usage les styptiques et les astringents, unis à une légère compression.

L'eau salée, employée comme résolutif, donne de très bons résultats.

(1) Voyez *Cataracte*, p. 51.

LUNETTES.

Javal.

Verres ronds et verres ovales. — C'est une erreur assez répandue de croire que les verres ronds sont supérieurs aux verres ovales. Ces derniers suffisent parfaitement.

Verres de cristal de roche. — Les verres de cristal de roche ne présentent d'autre avantage sur les verres ordinaires que d'être moins sujets à se couvrir de buée.

Verres périscopiques. — L'emploi des verres périscopiques peut être adopté pour des verres aux environs du n° 10, mais il doit être rejeté, lorsqu'il s'agit de verres faibles ou très forts.

Verres achromatiques. — L'utilité des verres achromatiques n'est pas démontrée et ils ne sauraient être prescrits dans l'état actuel de leur fabrication, car ils ont l'inconvénient d'être lourds et de perdre de la lumière.

Verres teintés. — Les verres teintés peuvent être portés dans certains cas, comme pour les excursions sur des glaciers, ou dans des contrées où la lumière du soleil est très vive. Dans ces conditions, les verres fumés sont préférables, car ils ne changent pas la teinte des objets.

Les verres teintés rendent de grands services dans certains états morbides de l'œil, comme après la cataracte. On doit alors choisir les coquilles, qui sont de forme creuse et entourent mieux l'œil. On prendra des verres teintés en bleu par l'oxyde de cobalt.

Dans les autres cas, lorsqu'il s'agit simplement d'obvier à la fatigue que cause à certaines personnes le travail surtout à la lumière artificielle, il ne faut recourir aux verres bleus, que lorsque les verres ordinaires n'ont point donné de bons résultats. On ne doit, de même, faire usage des verres bleus dépareillés que lorsqu'on n'a pas réussi à appareiller exactement les deux yeux au moyen de verres blancs et tout particulièrement, lorsque l'un des yeux est atteint d'astigmatisme irrégulier.

On doit placer alors devant cet œil un verre plus foncé que devant l'autre.

Les verres bleus seront, en tout cas, choisis de grande dimension, afin que l'ombre qu'ils projettent, se repande aussi largement que possible sur la rétine.

1. CHOIX DES LUNETTES. — Le choix des verres de lunettes est une opération souvent longue, qui doit être faite avec soin et dans une chambre obscure.

Dans le choix des lunettes, le meilleur moyen est encore le tâtonnement.

Le malade presbyte ou hypermétrope peut lui-même choisir ses lunettes.

Dans tous les autres cas, on doit soumettre le sujet à un examen sérieux, d'abord à l'aide de l'ophtalmoscope, qui permet de diagnostiquer soit des lésions de l'œil, soit un défaut optique, ensuite, à l'aide d'une échelle de Snellen ou de Giraud-Teulon, fixée au mur et faiblement éclairée.

Lorsque, par tâtonnements, on a choisi les verres, convexes ou concaves, qui permettent de voir nettement les objets éloignés, étant donné l'âge du malade, on calcule d'après les tables ou on lit sur la règle à calcul les verres à ordonner pour la vision de près.

Lorsque l'acuité visuelle du malade est inférieure à l'acuité normale, il est bon d'examiner ses yeux à l'ophtalmoscope. S'il n'existe pas d'altérations dans la transparence des milieux de l'œil et de la rétine, on peut supposer la présence de l'astigmatisme, affection très fréquente et qui souvent échappe au dia-gnostic. Dans ce dernier cas, le sujet se plaint quelquefois uniquement de ne pouvoir trouver des verres à sa vue.

On commence par déterminer les verres qui permettent au malade de voir nettement de loin, même lorsqu'il ne réclame que des verres pour la vision de près.

Ne jamais se servir d'optomètres, car les indications qu'ils donnent sont généralement inexactes.

Lorsqu'il y a une différence de vision entre les deux yeux, il faut choisir pour chaque œil séparément un verre approprié, mais ce choix doit être fait avec grand soin, et si l'on ne dispose pas de moyens d'examen suffisants, il est préférable de donner des verres semblables.

1° *Myopes.* — Les myopes doivent éviter de prendre des verres trop forts, qui pourraient augmenter la myopie.

Lorsqu'un sujet myope accuse de la fatigue des yeux, le choix des lunettes devient pour lui une opération très délicate, car l'affaiblissement ou la perte complète de la vue peuvent en résulter.

2° *Presbytes.* — Les presbytes peuvent, sans inconvénients, prendre des verres trop forts pour leur vision ; ils n'en seront jamais incommodés, au contraire, en dépit du préjugé courant. Le presbyte qui s'obstine à lire sans lunettes ou avec des verres trop faibles s'impose une fatigue inutile. Lorsque les verres deviennent insuffisants, on n'a qu'à essayer plus loin dans la série.

3° *Hypermétropes.* — L'hypermétropie, lorsqu'elle est légère, passe souvent inaperçue. Elle peut être assez forte chez de jeunes sujets pour les obliger à employer des verres convexes. On devra en prescrire l'emploi, chaque fois que les malades jeunes et non myopes se plaignent de fatigue des yeux, lorsqu'ils veulent les appliquer à un travail continu.

Dans certains cas d'hypermétropie latente, et lorsqu'on soupçonne la présence d'un spasme de l'accommodation, on doit procéder à un nouvel examen, après avoir paralysé l'accommodation à l'aide d'une solution de sulfate neutre d'atropine.

4° *Astigmates.* — La fatigue est souvent aussi le seul symptôme de l'astigmatisme, que l'on corrige à l'aide de verres cylindriques.

Si le malade ne peut voir nettement avec des verres sphériques, il faut examiner s'il n'y a pas astigmatisme. Pour cela, placer les verres cylindriques qui le corrigent dans une monture d'essai et, après l'avoir mise devant les yeux du sujet, recommencer à essayer des verres sphériques, pour déterminer les numéros de ces verres qui, pour la vision à distance, doivent être ajoutés aux verres cylindriques.

II. MODE D'EMPLOI DES LUNETTES. — 1° *Lunettes.* — Il est préférable lorsque l'on se sert de lunettes de les porter continuellement. Dans certains cas de myopie, cela est même indispensable. Cette habitude présente trop peu d'inconvénients pour qu'il soit nécessaire de les prendre en considération.

Les verres doivent être placés aussi près que possible des yeux, sauf à toucher les cils ou même à les recourber.

Dans la grande majorité des cas, les verres de lunettes doivent être légèrement décentrés. Les centres des ovales doivent être plus rapprochés que les yeux, ainsi que cela a toujours lieu avec le pince-nez.

Il n'y a aucune nécessité, en revanche, à décentrer les verres dans les montures ainsi que le conseillent certains praticiens. Cet usage ne peut trouver son utilité que dans des cas exceptionnels d'insuffisance musculaire.

2º *Pince-nez*. — L'usage du pince-nez est préférable à celui des besicles, excepté lorsque le sujet est atteint d'astigmatisme très prononcé.

3º *Monocle*. — L'emploi du monocle augmente souvent une différence déjà existante entre les deux yeux et peut déterminer un strabisme divergent.

On doit donc absolument le proscrire, excepté lorsque l'un des yeux est irrémédiablement perdu ou dans le but d'égaliser la vision, lorsqu'un seul œil est affecté d'un vice de réfraction.

4º *Verres superposés*. — On peut faire usage de verres superposés, surtout dans des cas de myopie forte. On ne se sert que d'un verre pour la vision rapprochée et on emploie les deux pour la vision éloignée. Ce moyen a l'inconvénient de nécessiter, à chaque changement de vision, une petite manœuvre et de perdre un peu de lumière. Aussi, pour beaucoup de personnes, les verres dits à la Franklin présentent-ils de grands avantages.

Arm. Trousseau.

Ne prescrire des verres qu'à ceux qui les réclament et lorsqu'ils peuvent en retirer un réel avantage. Prévenir le sujet des inconvénients inévitables, qu'ils ont pour celui qui les porte.

Le crochet doit s'adapter à la convexité du nez et l'écartement entre le centre des verres doit correspondre à l'écartement des deux axes visuels dans la position du regard pour laquelle ces verres doivent être utilisés.

Verres convexes. — Ils grossissent les images, rapprochent les objets, en altèrent le relief et réduisent l'amplitude d'accommodation.

Le verre, convenablement décentré, doit être placé assez bas, son bord supérieur incliné en avant, ce qu'on obtient, en élevant le sommet du crochet qui réunit les verres et en inclinant ces verres sur leurs branches.

En éloignant de l'œil le verre qui les adapte à grande distance, les hypermétropes peuvent en augmenter l'effet ; le contraire a généralement lieu dans la vision de près, excepté pour les hypermétropes extrêmes.

Verres concaves. — Ils augmentent le parcours d'accommodation, altèrent le relief des objets, les rapetissent et cela d'autant plus que dans la vision à distance le verre se trouve plus éloigné de l'œil. Le sujet doit donc conserver ses verres près de l'œil et faire monter les lunettes en tenant compte de la dimension et de la direction des cils.

Faire décentrer les verres concaves en dehors, afin de diminuer la convergence. Cette décentration donne d'excellents résultats dans les très faibles degrés d'asthénopie musculaire.

Verres teintés. — L'emploi des verres teintés peut présenter des inconvénients. La plupart de ces verres ont un véritable foyer, ne sont pas neutres et fatiguent les yeux ; d'autres contiennent des rayons lumineux nuisibles pour la rétine. Chez les névropathes, tous ces verres ne doivent être prescrits qu'avec la plus grande circonspection, car les malades s'y habituent et arrivent à ne plus pouvoir supporter la lumière.

Les verres de Fieuzal (teinte jaune mêlée de bleu et de noir de fumée) devront être prescrits de préférence. Toutefois, l'aspect qu'ils donnent à la physionomie a empêché leur emploi de se généraliser.

On peut employer aussi les verres neutres fumés à base d'oxyde de fer, de cuivre ou de cobalt, sans mélange de violet ou du jaune, et de teinte régulièrement uniforme.

LUPUS OCULAIRE.

Panas.

Lupus érythémateux des paupières. — I. TRAI-
TEMENT GÉNÉRAL. — Huile de foie de morue, à hautes
doses.

Traitement antiscrofuleux.

II. TRAITEMENT MÉDICAL. — Employer comme topiques la teinture d'iode ou bien la pommade au biiodure de mercure :

Axonge......................	3 à 4 gr.
Biiodure de mercure...........	1 —

III. TRAITEMENT CHIRURGICAL. — Les divers procédés de redressement, applicables à l'ectropion, sont
à utiliser.

N'agir que lorsque les tissus cicatrisés se sont bien
organisés.

Duplay.

Lupus de la conjonctive. — Pratiquer le raclage
avec une curette tranchante, puis, cautériser au nitrate
d'argent.

Brocq.

Lupus érythémateux des paupières. — Appliquer
la pommade suivante :

Acide salicylique.	0 gr. 50
— lactique....................	0 — 50
Résorcine	0 — 65
Oxyde de zinc....................	2 —
Vaseline pure....................	17 —

L'acide pyrogallique constitue un topique très efficace, contre les diverses formesde lupus érythémateux.
On l'emploiera dans la préparation suivante, qui est,
en général, fort bien tolérée :

Acide salicylique................	1 gr.
— pyrogallique.................	2 —
Vaseline pure...................	20 —

Cette pommade est appliquée pour la nuit.
Le jour, on peut l'appliquer alternativement avec
la pommade à la résorcine.

LUXATIONS DE L'ŒIL.

Duplay.

Luxation et avulsion de l'œil. — Laver l'organe,
avec une solution antiseptique. Opérer la réduction
le plus tôt possible et extraire avec soin les corps
étrangers, ainsi que les caillots. Même lorsque le
nerf optique a été complètement sectionné, on peut
encore tenter de replacer le globe de l'œil dans sa
loge.

Pour la réduction de l'œil, écarter autant que possible les paupières avec les doigts ou avec des écarteurs, ou même, pour faciliter l'opération, fendre la
commissure externe et pratiquer sur le globe des pressions méthodiques et continues, jusqu'à ce que, repas-
sant la fente palpébrale, il reprenne sa position normale. Ces pressions seront faites dans l'axe de la cavité de l'orbite.

Il est nécessaire de procéder à l'opération, même
lorsque des accidents inflammatoires se sont déjà
montrés.

MACULES.

Voyez *Opacités de la cornée.*

MÉGALOPHTALMIE.

Duplay.

Traitement analogue à celui du glaucome (1).

MILLET PALPÉBRAL.

Tillaux.

Faire évacuer le contenu des petites vésicules avec une aiguille à cataracte, ou retrancher le tout d'un coup de ciseaux courbes.

Arm. Trousseau.

I. TRAITEMENT LOCAL. — Saupoudrer les parties malades avec de la poudre d'amidon.

Toucher les points altérés, avec une solution très faible de sulfate de cuivre.

II. TRAITEMENT GÉNÉRAL. — Préparations alcalines à l'intérieur, sous-nitrate de bismuth.

III. RÉGIME. — Régler l'alimentation.

MUCOCÈLE DU SAC LACRYMAL.

Lannelongue.

Afin de rendre aux canaux leur perméabilité, inci-

(1) Voyez *Glaucome*, p. 150.

ser les conduits lacrymaux jusqu'au sac, et pratiquer ensuite le cathétérisme du canal lacrymo-nasal, jusque dans les cavités nasales.

Lorsque les désordres sont trop considérables, pratiquer à l'aide d'un bistouri l'ouverture du sac, dans la direction de la tumeur. Il faut éviter de léser le tendon de l'orbiculaire et les conduits lacrymaux.

Si le contenu de la tumeur est liquide, il s'écoule aussitôt l'incision faite et il ne reste plus qu'à opérer des lavages dans la cavité, pour achever de la nettoyer.

Lorsque le contenu est solide, on le retire avec des pinces. On place ensuite un peu de charpie entre les lèvres de la plaie et le lendemain, on explore les conduits afin de reconnaître la cause de la maladie et de lui appliquer le traitement nécessaire.

Comme dans ces cas, on triomphe toujours de l'obstacle, il n'y a pas à redouter de fistule lacrymale.

Lorsque la poche est volumineuse, on peut, dans certains cas, mettre le sac à nu et en exciser une portion, pour ne pas laisser la plaie se cicatriser avec une trop grande cavité.

MYDRIASE.

Voyez Paralysie de l'accommodation.

MYODÉSOPSIE.

Duplay.

I. Hygiène. — Repos des yeux et usage de verres bleus ou fumés.

II. Traitement médical. — Pour essayer de modifier la consistance du corps vitré, employer les eaux minérales purgatives et diurétiques ou l'iodure de potassium et les injections sous-cutanées de pilocarpine.

Administrer chaque jour à l'intérieur le sublimé, à la dose de 1 centigramme.

III. Traitement chirurgical. — Les *paracentèses* répétées de la chambre antérieure ont parfois donné une amélioration, mais les essais de discission des opacités sont à présent considérés comme plutôt nuisibles.

MYOPIE.

Gariel.

L'œil myope, étant trop convergent pour sa longueur, on diminue cette longueur et on ramène l'œil à l'emmétropie par l'emploi d'une lentille divergente. La lentille doit être choisie de telle façon que son foyer principal soit au *punctum remotum*. La position de ce point étant connue, la puissance de la lentille à employer se trouve déterminée.

Javal.

Traitement préventif. — La myopie n'est pas héréditaire. Elle vient le plus souvent du manque de surveillance des parents, qui laissent prendre à leurs enfants l'habitude de regarder de trop près.

Cependant, si cette affection n'est pas héréditaire, les enfants peuvent hériter de l'astigmatisme, qui est une prédisposition à la myopie.

Le premier traitement à employer est donc de corriger l'astigmatisme et de surprendre la myopie à son début par l'usage de verres convexes. On peut ainsi souvent l'enrayer et même la guérir.

Valude.

I. PROPHYLAXIE. — L'enfant doit pouvoir écrire le corps droit. La lumière doit venir de préférence du côté gauche. Le demi-jour a sur les yeux des enfants une influence déplorable.

Comme lumière artificielle, employer de préférence l'électricité, à condition que le foyer soit suffisamment élevé, pour que les yeux n'en reçoivent pas directement le rayonnement.

Les livres doivent être imprimés sur un papier très blanc et en caractères ayant au minimum une hauteur de 1,5 à 2 millimètres.

Éviter également toutes les causes pouvant déterminer de la congestion de la tête.

II. CORRECTION DE LA MYOPIE. — Pour la myopie simple et faible de 1 à 2 D, il est préférable de s'abstenir de toute correction.

Pour la myopie de 2 à 4 D, donner seulement des verres qui permettent de voir de loin et qui corrigent toute la myopie.

Entre 5 et 9 D, donner un verre entièrement correcteur pour voir de loin, un verre diminué de 2 D pour lire et de 1 D pour le piano.

Pour 9 D et au delà, dans les myopies fortes, ne pas donner de verres supérieurs à 9 D pour voir de loin ou de près.

III. TRAITEMENT DES COMPLICATIONS DE LA MYOPIE. — En cas d'asthénopie musculaire, diminuer les efforts de convergence, en modifiant la position des verres.

En cas d'insuffisance des droits internes, pratiquer la *ténotomie*, soit partielle, soit totale du droit externe.

Si la myopie extrême est compliquée de lésions choroïdiennes, si aucun verre ne peut améliorer la vision, défendre toute fatigue, écriture ou lecture, et faire porter des lunettes fumées pour sortir, si la lumière est vive.

Chez les sujets jeunes, atteints de myopie extrême, pratiquer l'extraction du cristallin transparent.

Opérer pour cela la discission du cristallin et, quelques jours après, l'ablation des masses ramollies.

Cette opération, faite avec plus de prudence et un traumatisme moins violent que l'extraction immédiate, est moins accompagnée d'accidents.

Le Gendre.

I. TRAITEMENT PROPHYLACTIQUE CHEZ L'ENFANT, A L'ÉCOLE. — 1° Éclairage large, arrivant à gauche du sujet.

2° Emploi de tables inclinées à environ 30°.

3° Usage de livres imprimés en caractères nets, suffisamment gros.

II. CORRECTION DE LA MYOPIE. — Porter des verres concaves, qu'on fera porter, pour une myopie notable, à partir de cinq ou six ans.

Arm. Trousseau.

Les myopes, dont l'occupation exige une vision intermédiaire à la vision rapprochée et à la vision éloignée, devront porter un verre moins fort de 2,50 D que celui qui est porté de loin.

Après avoir examiné séparément chaque œil, placer en même temps devant les deux yeux chacun des verres choisis, afin de voir si la vision reste bonne dans ces conditions et si la correction est bien supportée.

Myopie faible. — Jusqu'à 3 D, prescrire pour la vision éloignée le verre le plus faible permettant une perception nette et interdire l'usage de verres pour la vue de près.

Myopie moyenne. — Jusqu'à 6 D, corriger la vue de loin par des verres un peu moins forts que la myopie. Ne faire porter des verres de près que si la lecture se fait en deçà de 0ᵐ,28, ceux-ci représenteront la moitié de la myopie. Ainsi à un myope de 6 D, on conseillera 5 ou 5,50 D, pour voir de loin et 3 D, pour voir de près.

Myopie forte. — Au-dessus de 6 D, ordonner pour la vue de loin des verres d'autant plus inférieurs à la myopie que le degré s'élève et, pour la vue de près des verres inférieurs à la moitié de la myopie, suffisants pour éviter une trop grande convergence. Un myope de 10 D ne pourra guère se servir pour la vue de loin de verres au-dessus de 7 à 8 D, et pour la vue de près de verres supérieurs à 3,50 ou 4,50 D.

Les myopes de degré élevé, qui ne peuvent supporter les verres, se serviront exceptionnellement d'une face à main munie d'un verre sensiblement inférieur à la myopie.

NÉCROSE DE LA CORNÉE.

Voyez *Kératite*, p. 170 et suivantes.

NÉPHÉLIONS.

Voyez *Opacités de la cornée.*

NÉVRITES OPTIQUES.

Panas.

Déplétions sanguines locales, révulsifs, altérants et purgatifs, si la maladie est récente et s'il y a nettement de l'inflammation. Essayer les courants continus, les frictions hypodermiques de strychnine et les toniques, si la papille est déjà atrophiée.

Rechercher si l'affection n'est pas déterminée par un néoplasme.

Névrite syphilitique. — Si l'on soupçonne la syphilis, traiter par une médication active quaternaire : frictions mercurielles, iode, fer, huile de foie de morue, car les malades dans ces cas sont en général autant scrofuleux que syphilitiques.

Névrite de l'impaludisme. — Prescrire le sulfate de quinine pour les névrites déterminées par l'impaludisme.

Les autres genres d'intoxication demandent un traitement particulier.

Terrier.

Dans les névrites optiques dites idiopathiques, dans celles qui suivent la convalescence des maladies graves, lors de troubles intenses, on peut encore établir un traitement rationnel avec les révulsifs et les injections hypodermiques de strychnine, mais dans la plupart des cas, le traitement est absolument nul.

Tillaux.

La cécité est le terme fatal des névrites optiques. Le traitement est nul.

Rendu.

Donner le salicylate de soude, à la dose de 4 grammes, et faire des frictions mercurielles sur les tempes.

Applications de sangsues contre les douleurs.

Albert Robin.

Névrite syphilitique. — I. TRAITEMENT GÉNÉRAL. — Appliquer le traitement antisyphilitique.

II. TRAITEMENT LOCAL. — La maladie n'est guère justiciable d'un traitement local.

NUBÉCULES.

Voyez *Opacités de la cornée.*

OBLITÉRATION DES POINTS ET CONDUITS LACRYMAUX.

Lannelongue.

Le traitement varie suivant l'étendue, la nature, le siège de l'obstruction.

Lorsque le point lacrymal est recouvert d'une membrane peu épaisse, on la perfore avec une épingle ou un stylet pointu.

S'il est rétréci, on fait usage d'un poinçon ou d'un stylet de plus en plus gros. Il arrive quelquefois qu'on ne découvre pas le point lacrymal.

Pour ouvrir une large voie à l'élimination des larmes, on incise, jusqu'à la caroncule, le conduit lacrymal sain, sans toucher à celui qui est oblitéré.

On n'arrive pas toujours par le cathétérisme à dépasser le rétrécissement. Si l'on en connaît bien le siège, on incise alors le conduit, jusqu'à son niveau, pour faciliter l'opération. Lorsqu'on a découvert l'orifice du rétrécissement, on y introduit une sonde cannelée pour continuer la section du sac.

Si l'on ne découvre pas l'orifice, on peut pénétrer dans les conduits lacrymaux, en passant par le sac lacrymal suivant le procédé de Bowman, mais cette opération est très délicate et présente le notable inconvénient d'ouvrir la cavité du sac.

Lorsque l'oblitération se trouve au niveau de l'embouchure dans le sac, si la coarctation n'est pas étendue, on porte jusqu'à son niveau une lancette à canule, on tend la paroi externe du sac lacrymal et l'on fait saillir la lance enfermée dans la gaine. La paroi externe, par la tension qu'on lui procure, vient pour ainsi dire au devant de l'instrument qui la perfore. On introduit alors immédiatement, dans l'ouverture, soit un fil de plomb, soit une bougie pour empêcher la cicatrisation de se produire.

Ce procédé diminue les risques d'aller sur la paroi interne et sur l'os unguis.

Lorsque l'oblitération des conduits lacrymaux est complète, on peut essayer d'obtenir l'écoulement des larmes par une voie artificielle, en pénétrant dans le sac à l'aide d'une lancette, enfoncée à travers la conjonctive, entre la caroncule et la paupière, ou en enfonçant dans le sac une aiguille cannelée, servant à guider le bistouri, selon le procédé dit d'Antoine Petit. La voie étant ouverte, on y place une bougie qui doit y demeurer plusieurs jours, afin d'empêcher la cicatrisation.

ŒDÈME DE LA PAPILLE.

Voyez *Névrite optique*, p. 214.

ŒDÈME DES PAUPIÈRES.

Panas.

Employer des lotions stimulantes et astringentes, la compression méthodique, voire même des mouchetures ou de simples piqûres, faites avec une fine aiguille.

Galezowski.

Applications de compresses d'eau blanche ou des solutions concentrées de tannin, à la dose de 5 à 20 grammes pour 100.

ŒDÈME SOUS-CONJONCTIVAL.

Duplay.

Application d'un bandeau compressif et mouchetures, lorsque la maladie prend de trop grandes proportions.

OPACITÉS DU CORPS VITRÉ.

Voyez *Myodésopsie*, p. 210.

OPACITÉS DE LA CORNÉE.

Tillaux.

1° *Opacités récentes.* — On peut insuffler dans l'œil un mélange de poudre de calomel et de sucre candi; faire usage du sulfate de cuivre ou du nitrate d'argent, soit en crayon, soit en collyre; employer enfin les diverses pommades de précipité rouge, de précipité jaune, le collyre au sulfate de soude, l'iodure de potassium.

2° *Opacités acquises.* — Tous les traitements sont impuissants à les combattre, lorsque la cause qui les a produites est déjà ancienne.

Le tatouage de la cornée à l'aide de l'encre de Chine, dans le but de faire disparaître la choquante difformité du leucome, expose à une inflammation de l'œil.

Lorsque la cornée est restée transparente sur un point, on peut établir en regard de ce point une pupille artificielle, en pratiquant l'iridectomie.

De Saint-Germain.

Chez les enfants, il faut bien se garder de pratiquer des opérations telles que le raclage ou l'abrasion superficielle de la cornée, les scarifications des vaisseaux périphériques, le séton, l'excision de Dieffenbach, la greffe cornéenne, la trépanation d'Abadie, quelle que puisse être, d'ailleurs, la valeur de ces opérations dans d'autres circonstances.

Appliquer des pansements à la poudre de calomel ou à l'iodure de potassium, surtout le pansement de Follin, qui, à lui seul, est encore le traitement le plus efficace. Toutes les opacités traitées par ce moyen finissent par disparaître, à condition que le sujet ait moins de quinze ans.

On instille, le matin, quelques gouttes de nitrate d'argent, à la dose de 5 centigrammes pour 15 grammes, après avoir soumis le patient à une douche oculaire froide d'une tension modérée. Le soir, on emploie de même la douche et le collyre, mais en remplaçant le collyre au nitrate par quelques gouttes de laudanum de Rousseau.

Les résultats obtenus par cette méthode si simple sont admirables et il y aurait un grand intérêt à la vulgariser, quand ce ne serait que pour modérer la fougue d'une intervention active, souvent malencontreuse, si on en juge par ses effets.

OPHTALMIE.

Panas.

Ophtalmie blennorragique. — Faire avec des solutions de permanganate de potasse, non pas des lavages, mais des irrigations prolongées, nettoyant bien les culs-de-sac conjonctivaux et la face interne des paupières.

Écarter les paupières au moyen de releveurs perforés, ou de blépharostats à branches creuses, auxquels on adapte un tube de caoutchouc.

Pratiquer, toutes les huit heures, des irrigations d'un demi-litre ou plus, avec une solution allant de 1 pour 5000 à 1 pour 2000. Pour enlever la légère coloration des téguments externes produite par le permanganate, se servir de la solution suivante :

```
Solution saturée de bisulfite de soude.    2 gr.
Eau distillée.....................    100 —
Acide chlorhydrique..............    VI gouttes.
```

Ces irrigations donnent de bons effets, mais il faut se servir concurremment des cautérisations habituelles.

OPHTALMIE DES NOUVEAU-NÉS.

Tarnier.

TRAITEMENT PROPHYLACTIQUE. — 1° Dès la naissance et avant la section du cordon (à moins de circonstances particulières, asphyxie, etc.), essuyer doucement les paupières de l'enfant avec un tampon de ouate hydrophile, imprégné d'une substance antiseptique et exprimé.

2° Après avoir débarrassé ainsi les cils et les bords palpébraux de leur matière grasse, écarter les paupières et insuffler une certaine quantité de poudre d'iodoforme très finement porphyrisé. Ne pas renouveler l'insufflation.

Les avantages que présente ce traitement préventif sont nombreux et on n'a pas de reproche à lui faire.

L'insufflation de l'iodoforme est facile; ses résultats sont meilleurs que ceux du nitrate d'argent et il a le grand avantage de ne produire aucune irritation.

Tandis que tous les autres traitements provoquent une ophtalmie catarrhale plus ou moins intense, avec l'iodoforme, on évite précisément mieux qu'avec tout autre méthode ces ophtalmies bâtardes, catarrho-purulentes, folliculaires, etc., qui se développent chez les enfants chétifs, non point le troisième jour, mais quelques jours après la naissance.

L'insufflation de poudre d'iodoforme produit un gonflement de la conjonctive avec rougeur: mais pas de sécrétion et ces phénomènes cèdent en deux ou trois jours au plus, à de simples irrigations antiseptiques.

Un autre avantage, c'est que les ophtalmies qui surviennent malgré tout ne sont pas graves et n'attaquent pas ordinairement la cornée, à condition, toutefois, que l'iodoforme soit très finement porphyrisé. Dans le cas contraire, il pourrait avoir de sérieux inconvénients.

Enfin, et ceci surtout rend la supériorité de l'iodoforme incontestable, son action antiseptique se prolonge longtemps. Très finement porphyrisé, il se loge dans le fond des culs-de-sac conjonctivaux, où il se cantonne sous la forme de filaments jaunâtres agglutinés par des mucus et s'y maintient si longtemps, malgré le flux des larmes, qu'on l'y trouve encore quelques jours après la naissance. Si, dans ces conditions des doigts malpropres, des linges, viennent à transporter des gonococcus dans l'œil, leur virulence sera très atténuée.

L'iodoforme se conserve en provision sans s'altérer; les pharmaciens le délivrent sans prescription du médecin; il ne peut être confondu avec aucun autre corps, par sa couleur caractéristique, et enfin son odeur spéciale empêche toute méprise; c'est pourquoi l'insufflation de poudre d'iodoforme est le meilleur traitement préventif de l'ophtalmie, aussi bien de la forme grave, rare aujourd'hui, que de la forme bénigne, qui est la plus fréquente.

Panas.

Lotions chaque jour avec la solution suivante :

Naphtol α....................... 30 centigr.
Alcool............................ 25 gr.
Eau distillée. .... 1000 —

Pinard.

Exprimer sur l'œil du nouveau-né la moitié d'un citron.

Constantin Paul.

Douches oculaires à l'eau tiède et instillations avec un collyre au tannin à 1 gr. 50 pour 20.

Guéniot.

I. TRAITEMENT MÉDICAL. — 1° *Cautérisation au nitrate d'argent.* — On retourne les paupières, surtout la supérieure.

On touche la muqueuse palpébrale avec un crayon composé de nitrate d'argent et de nitrate de potasse, fondus à parties égales, et on cautérise largement avec un pinceau, jusqu'à ce que la muqueuse blanchisse légèrement.

Ensuite on lave l'œil avec de l'eau tiède plutôt qu'avec de l'eau salée. La cautérisation est renouvelée chaque jour, tant que la maladie conserve un caractère franchement inflammatoire. Elle peut même être répétée deux fois par jour.

Il faut, quand on procède à une seconde cautérisation, que l'escarre superficielle de la précédente ait à peu près disparu. Si elle persiste, adhérente, donnant à la muqueuse un aspect diphtéroïde, il faut attendre.

Dans l'intervalle des cautérisations, on fait des irrigations continues avec une solution de nitrate d'argent au 1/1000.

Quand l'enfant est indocile et se frotte constamment les paupières, ce qui favorise l'extension de l'inflammation au globe oculaire, la cautérisation au crayon est remplacée par l'instillation d'un collyre au nitrate d'argent, dont la richesse varie de 15 à 30 centigrammes et va jusqu'à 60 centigrammes pour 60 grammes d'eau distillée.

Le nitrate d'argent possède une action vraiment spécifique sur le gonocoque. On doit préférer la solution à 3 pour 100; en général cette dose ne doit pas être dépassée.

2° *Collyre au sulfate de zinc.* — Recourir également au collyre de sulfate de zinc, composé de :

Sulfate de zinc.................... 30 à 50 centigr.
Eau distillée....................... 30 gr.
Laudanum.......................... Q. S.

II. TRAITEMENT CHIRURGICAL. — S'il existe du chémosis, le cautériser largement, et si la cautérisation est insuffisante, en pratiquer l'excision sur plusieurs points de sa circonférence.

S'il y a des complications cornéennes, on doit recourir à l'ignipuncture.

Budin.

I. PROPHYLAXIE. — Aussitôt après la naissance, instiller dans les yeux I ou II gouttes d'eau naphtolée.

II. TRAITEMENT. — Lavages avec une solution de naphtol α; il est deux fois plus antiseptique que le naphtol β. La solution non alcoolisée est ainsi composée :

Naphtol α..................... 20 centigr.
Eau distillée................. 1000 gr.

Cautérisations au nitrate d'argent, que l'on alterne avec les lavages.

Le gonflement des paupières et la conjonctivite cèdent rapidement; les cautérisations peuvent alors devenir plus rares.

Si le naphtol ne peut remplacer le nitrate d'argent, il rend service comme adjuvant : il est préférable à l'eau boriquée.

Doléris.

Deux fois par jour, matin et soir, instiller dans chaque œil de l'enfant nouveau-né, quelques gouttes d'une solution d'acide borique à 3 pour 100.

Valude.

I. PROPHYLAXIE. — Deux fois, en vingt-quatre heures, retourner les paupières et toucher la muqueuse jusqu'au fond des culs-de-sac avec un pinceau volumineux trempé, dans une solution de nitrate d'argent à 3/100.

Après la cautérisation, il est nécessaire de neutraliser avec de l'eau salée.

II. TRAITEMENT. — 1° *Cautérisations.* — Dès que la suppuration s'établit, les cautérisations sont absolument nécessaires. Deux fois par jour, on touche les paupières avec une solution de nitrate d'argent à 3 pour 100, ou avec le crayon solide mitigé; on neutralise aussitôt après, avec de l'eau salée, et on calme la réaction par des applications glacées.

Quand la suppuration a diminué et que les paupières ont perdu une grande partie de leur gonflement, employer la solution de nitrate d'argent à 2 pour 100, puis à 1 pour 100.

En cas de suppuration constante, faire des cautérisations quotidiennes avec un cristal pur d'alun.

Dès que les phénomènes s'amendent, le titre de la solution de nitrate d'argent est progressivement abaissé.

2° *Irrigations.* — Dans l'intervalle des cautérisations, pour éviter la stagnation du pus, pratiquer de larges irrigations antiseptiques très fréquentes.

Employer le sublimé au 1/10000, l'acide borique ou le naphtol, mais de préférence, une simple décoction de pavots ou l'eau thébaïque, d'après la formule suivante :

    Eau stérilisée...................... 1000 gr.
    Extrait thébaïque..................   10 —

Continuer les irrigations jusqu'à la fin du traitement.

Lorsque la sécrétion est encore transparente, éviter les cautérisations; se borner aux irrigations antiseptiques (acide borique, sublimé à 1 p. 10000) et aux compresses glacées. Remplacer le sublimé par le naphtol α, si le gonflement est considérable.

3° *Scarifications.* — Si le chémosis n'est pas trop accentué, scarifier à l'aide de ciseaux pointus.

Si le chémosis est très intense, il faut pratiquer des scarifications ou des mouchetures. L'ulcère cornéen est pansé à la pommade iodoformée, tandis que l'on continue les cautérisations de la conjonctive, si la suppuration reste abondante.

4° *Applications antiseptiques.* — Lorsque la suppuration est abondante, même en cas d'ulcérations cornéennes graves, éviter surtout de toucher la cornée et panser l'ulcère cornéen par une application de pommade iodoformée à 1/2 pour 100.

Le naphtol constitue un puissant adjuvant dans l'ophtalmie purulente. La solution employée se compose de 20 centigrammes de naphtol α pour un litre d'eau. Un effet principal, unique du naphtol, paraît être d'amener rapidement une diminution de la tuméfaction inflammatoire. C'est un résolutif de premier ordre. A ce titre, les lavages à la solution de naphtol, de même que l'application de compresses fraîches, imbibées de cette solution, pourront amener une guérison prompte des maladies de la conjonctive et des paupières, en occasionnant une résolution des symptômes fluxionnaires.

C'est en ce sens que ce médicament a paru agir, et on comprend que l'effet en doive être remarqué, dans les ophtalmies de l'enfance surtout, qui s'accompagnent toujours d'un gonflement des tissus, qui peut, à la paupière, devenir énorme.

Dans les ophtalmies purulentes graves, la solution de naphtol constitue un antiseptique qu'il est avantageux d'adjoindre aux cautérisations habituelles.

Dans les ophtalmies légères des nouveau-nés et spécialement dans les ophtalmies purulentes des scrofuleux, les mêmes lavages antiseptiques pourront suffire à amener une résolution rapide des symptômes.

Le naphtol est préférable aux autres antiseptiques, au sublimé par exemple, mais ne doit en aucun cas être substitué au nitrate d'argent, si ce dernier médicament est indiqué.

OPHTALMIE SYMPATHIQUE.

Galezowski.

I. Traitement par les injections de sublimé.
— Dans certains cas d'ophtalmie sympathique, les désordres produits sont tellement graves qu'il semble nécessaire de recourir à quelque moyen que ce soit pour arrêter la marche de la maladie. On a conseillé les injections de sublimé, mais si ce moyen a donné quelques bons résultats, il peut provoquer de graves phénomènes inflammatoires et on peut se demander avec raison si les avantages à retirer de cette périlleuse opération donnent le droit de la pratiquer.

II. Traitement par le débridement capsulaire.
— De bons résultats ont été donnés par le débridement capsulaire de l'œil et cette méthode paraît devoir être utile pour tous les cas où le globe de l'œil, bien que perdu, mais conservant, ou à peu près, l'apparence d'un œil sain, peut être laissé dans l'orbite, sans exposer aux phénomènes sympathiques.

1° *Technique.* — Décoller la capsule de Tenon dans toute l'étendue de l'hémisphère postérieur du globe oculaire, après avoir préalablement saisi et soulevé, successivement, les muscles droit interne d'abord et droit externe ensuite, comme pour la strabotomie. En opérant ce décollement avec des ciseaux courts, à bouts émoussés, on coupe tous les nerfs ciliaires et les vaisseaux qui traversent le segment postérieur de la sclérotique et, en dernier lieu, on coupe le nerf optique. Une forte hémorragie survient, mais elle est de peu de durée. On vide le sang peu à peu et on réunit ensuite la plaie capsulo-conjonctivale.

2° *Suites de l'opération.* — Elles sont généralement très bonnes. On observe quelquefois un peu d'inflammation extra-orbitaire, avec œdème, mais cet accident disparaît sous l'influence d'un traitement approprié.

Reclus.

I. HYGIÈNE. — Exiger le plus grand repos, éviter tout effort d'accommodation, mettre un bandeau flottant sur les yeux.

II. TRAITEMENT MÉDICAL. — Si des accidents inflammatoires se déclarent, les combattre par les antiphlogistiques : frictions mercurielles belladonées, sangsues au pourtour de l'orbite et collyres appropriés.

III. TRAITEMENT CHIRURGICAL. — 1° *Énucléation préventive*. — Il faut la pratiquer lorsque l'œil vient de subir un violent traumatisme ou est envahi par une inflammation totale, lorsqu'une tumeur s'est développée dans le globe oculaire, lorsque le moignon est irrité, douloureux, lorsqu'il contient un corps étranger ou que des adhérences exercent leur traction sur l'iris ou la zone ciliaire.

2° *Énucléation curative*. — Lorsque le diagnostic donnera la certitude que l'œil primitivement atteint détermine des troubles du second, pratiquer l'énucléation sans hésiter.

OPHTALMOPLÉGIE.

Raymond.

Électrisation faradique des muscles paralysés, bains sulfureux, douches froides.

H. Rendu.

Dans les tabes d'origine syphilitique, bien que le

traitement spécifique soit presque toujours impuissant, c'est la seule médication rationnelle qu'il soit permis de tenter.

On prescrira donc un traitement anti-syphilitique intensif: frictions mercurielles et iodure de potassium, à la dose de 4 à 6 grammes par jour. On y joindra l'emploi des révulsifs et des bains sulfureux.

L'électrisation dans ces cas est beaucoup plus nuisible qu'utile.

Déjerine.

Employer l'électricité galvanique et faradique, en courants faibles, le massage.

Envoyer les malades aux eaux minérales d'Aix et de Lamalou.

OPHTALMOSCOPIE.

Galezowski.

1° *Instruments.* — Le meilleur ophtalmoscope est celui qui peut donner à la fois l'image renversée et l'image droite. Son réflecteur doit avoir de 20 à 25 centimètres de foyer et son ouverture centrale doit être de 4 à 5 millimètres de diamètre. Il doit être muni d'une fourche fixée derrière le miroir, afin que l'on puisse placer soit une lentille concave n°s 8 et 10 pour l'examen de l'image droite, soit une lentille convexe n° 12 pour agrandir et rapprocher l'image de la rétine. Pour l'examen de l'image renversée, choisir une lentille bi-convexe de 2 pouces 1/4 de foyer ou 16 dioptries, enchâssée dans un cercle métallique dont les bords dépassent sa partie centrale et l'empêchent de se rayer.

Bien que cet appareil puisse servir pour l'examen

de l'image droite, on se servira plutôt pour cet usage de l'ophtalmoscope de Zehender.

Pour les démonstrations cliniques, les salles des hôpitaux et l'examen des malades au lit, on se servira de mon ophtalmoscope ou de celui de Follin.

L'appareil de Giraud-Teulon a l'avantage de donner une image en relief et très distincte de la papille et de la rétine.

2° *Technique.* — Pour l'examen de l'œil, il est nécessaire de se placer dans une chambre obscure, à moins que l'on ne se serve de mon ophtalmoscope à tube ou de l'ophtalmoscope à chambre noire de Poncet.

Pour s'exercer au maniement de l'instrument, on peut examiner des lapins, des personnes dont les yeux sont complètement sains, ou se servir de l'œil artificiel de Perrin ou de Rémy.

Le malade à examiner doit être assis sur un siège un peu plus bas que l'opérateur, la tête appuyée contre le mur ou le dos d'une chaise pour empêcher les mouvements involontaires de la tête. On se servira, pour l'éclairage, d'une lampe à huile, de préférence une lampe d'horloger, dont le foyer peut être baissé ou remonté à la hauteur de l'œil.

Pour l'examen de l'image renversée avec le petit ophtalmoscope, on place la lampe du côté de l'œil examiné et dans un plan postérieur à la cornée pour qu'elle ne reçoive pas de reflets latéraux. Pour l'examen de l'image droite, la lampe doit être tout près de l'œil examiné ainsi que du miroir.

Lorsque la pupille est trop rétrécie pour que l'on puisse observer le fond de l'œil ou bien, si l'opérateur est inexpérimenté, on opérera artificiellement sa dilatation, à l'aide de la solution suivante :

> Eau distillée...................... 10 gr.
> Sulfate neutre d'homatropine..... 0 — 02

Cette dilatation est nécessaire aussi bien à l'examen

de l'image renversée qu'à l'examen de l'image droite.

L'usage de mon ophtalmoscope à tube et des instruments fixes de Follin, Liebreich et Cusco nécessite aussi une dilatation préalable de la pupille.

Le réflecteur doit être tenu de la main droite devant l'œil droit et légèrement appuyé contre le bord supérieur de l'orbite et l'angle interne du nez. On projette la lumière sur l'œil du malade, tout en maintenant les paupières avec la main gauche.

On examine d'abord l'état des milieux réfringents, principalement de la cornée, du cristallin et du corps vitré. L'éclairage de la pupille avec le réflecteur suffit généralement pour cette opération. On fait regarder le malade de haut en bas, à droite, à gauche et la lumière éclairant la pupille, on cherche s'il n'y a pas à sa surface des taches noires ou une ombre miroitante. Les opacités de la cornée, du cristallin ou du corps vitré produisent des taches ou stries noires. On complète en ce cas le diagnostic par l'examen propre à chacun de ces organes. Les milieux réfringents étant opaques, le fond de l'œil et la papille du nerf optique apparaissent voilés.

Si la pupille n'apparaît pas rouge mais noire, ce qui arrive parfois, cela tient à ce que le malade regarde en face, ce qui détermine au centre de la cornée un reflet lumineux recouvrant tout le champ de la pupille ou encore à ce que l'observateur regarde de l'œil gauche ouvert au lieu de l'œil droit devant lequel se trouve le miroir. Dans ce dernier cas, il suffit, pour s'apercevoir de l'erreur, de fermer l'œil gauche en regardant par le trou du miroir. Si cet accident dans l'examen est dû à la manière dont le malade regarde, on l'engage à porter l'œil fortement en haut ou de côté, de façon à ce que le reflet étant déplacé plus que la pupille, on puisse l'apercevoir immédiatement. Dans les deux cas, la dilatation artificielle de la pupille diminue beaucoup les difficultés de l'examen.

Pour bien distinguer la pupille, on fait regarder le malade en dedans et un peu en haut, avant de placer devant l'œil la lentille de 2 pouces 1/4. Sans cette précaution, on aurait beaucoup de peine à l'apercevoir.

La lentille doit être prise entre le pouce et l'index de la main gauche et tenue près de l'œil observé, à une distance égale de son foyer. On la maintient verticalement, en appuyant le petit doigt de la même main sur la tempe ou sur le front et, pendant que l'œil est éclairé, on la place entre le réflecteur et la pupille, de façon qu'elle se trouve en face de la pupille examinée.

L'observateur aperçoit alors l'image de la rétine au-devant de la lentille. Il lui suffit, s'il ne la distingue pas, de faire quelques légers mouvements latéraux avec le miroir, d'avancer ou de reculer la lentille, pour apercevoir le fond de l'œil.

Pour éviter le reflet central de la cornée et du centre de la lentille, il n'y a qu'à faire basculer un peu la lentille dans un sens ou dans l'autre. On voit d'abord le fond rouge de l'œil, puis les vaisseaux de la rétine.

Ils se divisent dichotomiquement; l'angle de bifurcation est toujours dirigé vers la papille, de sorte que lorsqu'on voit l'angle de bifurcation dont le sommet regarde en haut, on peut être sûr que la papille du nerf optique se trouve en haut et ainsi de suite.

Pour trouver la papille, il est nécessaire de faire diriger l'œil en dedans et en haut et de le faire s'adapter à une grande distance. Lorsqu'on a aperçu l'angle de bifurcation des vaisseaux, on doit se déplacer avec le miroir dans le sens où l'on suppose que la papille se trouve, du côté où est dirigé le sommet de l'angle vasculaire. Si l'on se déplace avec le réflecteur d'en haut, l'image rétinienne descend en bas et lorsque, avec ce changement, le fond de l'œil devient moins rouge, on peut conclure que l'on s'approche de la papille du nerf optique et réciproquement.

Lorsque l'on distingue mal l'image rétinienne, on essaye de la rendre plus nette, en s'approchant ou en s'éloignant avec le réflecteur de l'œil observé. Généralement on aperçoit mieux à une petite distance l'image renversée, quand il s'agit d'un œil myope, tandis que, pour l'œil hypermétrope, une distance plus éloignée est plus favorable.

On peut diagnostiquer la myopie ou l'hypermétropie par le simple examen à l'éclairage direct du réflecteur de l'œil, la papille du nerf optique étant visible à une petite comme à une grande distance sans l'aide de la lentille objective et de la lentille concave derrière le miroir. La papille des myopes ne peut être aperçue qu'à une certaine distance et l'on ne voit plus rien en s'approchant trop près.

On peut aussi distinguer la myopie de l'hypermétropie à ce que, dans la myopie, les vaisseaux et l'image rétinienne tout entière suivent les mouvements de l'œil lorsqu'on y projette la lumière et qu'on le fait déplacer de haut en bas; ces mouvements ont lieu en sens inverse dans l'hypermétropie.

Pour bien se rendre compte de l'état de toutes les les parties du fond de l'œil, on doit commencer par examiner la papille, puis la rétine, en suivant les quatre vaisseaux principaux partant de la papille.

Après être revenu vers celle-ci et avoir exploré son bord interne, on pousse l'investigation plus loin, en dedans et en haut vers le macula.

On examine enfin la région de l'ora serrata, en faisant, pour cela, regarder le malade en haut et en bas, à l'extrême droite et à l'extrême gauche.

L'exploration à l'image droite est le complément

d'une exploration soigneuse à l'image renversée, surtout lorsqu'il est nécessaire de préciser la nature des exsudations aperçues au premier examen. L'image renversée, assez petite, permet de reconnaître dans leur ensemble les altérations; l'image droite, sensiblement grossie, permet de se rendre plus exactement compte de leur nature.

OPHTALMOZOAIRES.

Duplay.

Entozoaires du corps vitré. — I. TRAITEMENT MÉDICAL. — Les médicaments anti-parasitaires sont sans effet.

II. TRAITEMENT CHIRURGICAL. — Pratiquer l'extraction du cysticerque.

Quant à la piqûre de l'œil, à l'aide d'une aiguille introduite à travers les membranes de l'œil, elle peut amener la mort du cysticerque, mais elle expose l'organe à tous les dangers qu'entraîne la présence d'un corps étranger.

On commencera par déterminer exactement la position du parasite.

S'il se trouve dans la moitié postérieure du corps vitré, pratiquer l'*ophtalmotomie postérieure*.

S'il est situé dans la région ciliaire, opérer une large *iridectomie*.

Plus tard, on pratiquera l'extraction du cristallin et enfin du cysticerque par une incision linéaire faite à la cornée en un point diamétralement opposé. En retirant le parasite, on aura soin de le saisir avec des pinces par la tête ou le corps et non par la vésicule, parce qu'elle est très friable.

Si des phénomènes d'ophtalmie sympathique se déclarent, il ne faut pas hésiter à pratiquer l'énucléation de l'œil (1).

ORGELET ou ORGEOLET.

Panas.

Appliquer, matin et soir, sur le bord des paupières, la pommade suivante :

    Précipité rouge................   0 gr. 10
    Vaseline ....   20 —

Terrier.

I. TRAITEMENT LOCAL. — Pratiquer des lotions et des applications émollientes sur les paupières, pour faire avorter l'orgelet au début.

Applications froides et astringentes pour éviter la récidive.

II. TRAITEMENT GÉNÉRAL. — Combattre les troubles gastriques.

Instituer un traitement rationnel anti-strumeux, s'il y a du lymphatisme.

Dujardin-Beaumetz.

Employer, au début, pour un petit orgelet, le précipité rouge ou oxyde mercurique dans la pommade suivante :

    Lanoline.....................   10 gr.
    Précipité rouge...............   0 — 10

Pour les enfants ou les malades dont les paupières sont délicates, n'employer que de 5 à 7 centigrammes de précipité rouge.

(1) Voyez article *Ophtalmie*, p. 219.

De Saint-Germain.

Prévenir le retour de la maladie, en inspectant soigneusement le bord des paupières.

Epiler tout cil malade ou mal planté.

Obtenir la propreté la plus scrupuleuse du bord ciliaire par des lavages chauds, répétés matin et soir.

Kirmisson.

I. Période de début. — Essayer de faire avorter l'orgeolet, en touchant avec un peu de teinture d'iode ou le crayon de nitrate d'argent.

II. Période d'état. — Faire des lotions émollientes avec de l'eau boriquée très chaude et des onctions avec l'huile d'amandes douces.

Enfin si l'élimination du bourbillon tarde, la faciliter par une petite incision.

Arm. Trousseau.

I. Période inflammatoire. — Mettre sur l'œil des compresses chaudes, trempées dans la solution suivante :

```
Eau distillée ....................  350 gr.
Acide borique...................   12 —
```

Employer des linges de toile fine pliés en quatre. Recouvrir de gutta-percha laminée. Placer par-dessus un tampon de coton hydrophile, maintenu par un bandeau.

Chauffer au bain-marie la solution boriquée à 38° ou 40° au plus.

Appliquer la nuit un cataplasme de fécule de pommes de terre préparé à l'eau boriquée.

Ordonner des pulvérisations boriquées faites pendant un quart d'heure, trois à quatre fois par jour.

Cautérisations avec une pointe de galvano-cautère.

Recourir à l'incision avec le galvano-cautère, s'il y a lieu.

II. Période de maturité. — Dès que le centre de l'orgelet grossit, inciser avec une lancette ou au galvano-cautère ; laver avec la solution suivante :

>   Eau distillée................... 200 gr.
>   Sublimé ....   0 — 01

III. Période de déclin. — Faire des lavages avec une solution de sublimé à 1 pour 1000. Pansement avec une rondelle de lint boraté, imbibée d'eau boriquée.

IV. Récidive. — Combattre la récidive par l'iodoforme, le naphtol à l'intérieur.

Prendre de l'eau de goudron aux repas. S'abstenir des alcools et des mets épicés.

OSTÉO-PÉRIOSTITE ORBITAIRE.

Duplay.

Ostéo-périostite aiguë. — I. Traitement externe. — Faire des applications de sangsues et de ventouses scarifiées à la tempe, pour diminuer la douleur, sans cependant arrêter l'évolution du mal.

Ne pas pratiquer d'onctions avec la pommade mercurielle, qui détermine une trop grande irritation sur la peau si fine des paupières.

Applications continues d'eau glacée ; injections sous-cutanées de morphine. Les injections sous-cutanées de pilocarpine doivent lui être préférées.

II. Traitement interne. — Le calomel est prescrit à l'intérieur.

Ostéo-périostite chronique. — I. Traitement

MÉDICAL. — Les préparations mercurielles, les frictions aux membres inférieurs avec l'onguent napolitain, l'usage de l'iodure de potassium à l'intérieur doivent être prescrits sans retard, si l'on soupçonne une gomme syphilitique du périoste.

Dans les cas de gommes tuberculeuses, administrer des iodures, l'iodure de fer en particulier.

II. TRAITEMENT CHIRURGICAL. — Recourir au traitement chirurgical, si la suppuration est évidente. Se préoccuper avant tout de la lésion du globe de l'œil.

Faire la ponction avec un bistouri étroit, qu'il sera nécessaire d'enfoncer à 3 ou 4 centimètres, si la collection est née au fond de l'orbite.

Pratiquer la ponction par le cul-de-sac conjonctival.

Dans quelques cas, débrider au préalable la commissure externe des paupières.

Par le drain qui maintient l'ouverture béante, on pratiquera des injections antiseptiques.

La rétraction de la cicatrice qui succède à la fistule produit presque toujours un ectropion.

Tillaux.

Pratiquer des injections et, si le stylet démontre l'existence d'un séquestre, en faire l'extraction.

Alfred Fournier.

Souvent liée à la syphilis, l'ostéopériostite chronique sera traitée par l'iodure de potassium, l'huile de foie de morue, les toniques et un régime fortifiant.

Galezowski.

I. TRAITEMENT MÉDICAL. — Onctions à la pommade mercurielle; révulsifs sur l'intestin.

II. Traitement chirurgical. — Pratiquer une ouverture dans la partie déclive, en suivant naturellement les parois osseuses pour éviter les vaisseaux et les nerfs et pénétrer couche par couche par une large incision.

Cette large ouverture facilite l'écoulement du pus et la cicatrisation de la plaie.

Pour combattre les rétractions cicatricielles, isoler la fistule, en incisant la peau par deux traits de bistouri qui se rejoignent.

Faire glisser la peau par dessus la fistule, puis faire, à la peau, au niveau de la fistule, une large boutonnière qu'on fixe au pourtour de l'ouverture fistuleuse.

Tirailler souvent en tous sens la paupière menacée d'ectropion.

PANNUS DE LA CORNÉE.

Panas.

Traitement par l'inoculation du pus blennorragique. — Lorsque la cornée est compromise en totalité par les granulations, que les deux yeux sont atteints, inoculer simultanément les deux yeux, en déposant une goutte de pus blennorragique sur la paupière inférieure renversée.

Modérer l'inflammation par des cataplasmes, des compresses d'eau froide et le nitrate d'argent mitigé.

PAPILLITE.

Voyez *Névrite optique*, p. 214.

PARALYSIES DE L'ŒIL.

Alb. Robin.

Paralysie de l'accommodation ou mydriase. — Si la paralysie occupe les deux yeux, ordonner des verres convexes qui agissent comme palliatifs et rendent la lecture plus facile, si toutefois elle est encore possible.

Lorsque la paralysie de l'accommodation et du sphincter de l'iris est assez prononcée pour produire une dilatation gênante, comme cela a lieu après l'instillation de l'atropine, prescrire des conserves fumées.

Paralysies musculaires de l'œil. — Les courants continus forment le seul mode d'électrisation à employer en ce cas.

S'il existe de la diplopie, appliquer un bandeau sur l'œil affecté, ou mieux, prescrire des lunettes munies de verres dépolis.

Le Gendre.

Paralysie diphtérique. — Employer le collyre suivant :

    Sulfate d'ésérine .... 0 gr. 10
    Eau distillée.................... 30 —

PERFORATION DE LA CORNÉE.

Voyez *Fistule de la cornée*, p. 147.

PHLEGMON DE L'ŒIL.

Delens.

Les moyens employés pour combattre la maladie

ont peu d'action ; on ne peut que modérer, au début, la violence de l'inflammation extérieure. Employer pour cela les applications permanentes de glace sur les paupières, les scarifications de la conjonctive, les lavages antiseptiques, les onctions d'onguent mercuriel belladoné autour de l'orbite.

Les injections sous-cutanées de nitrate de pilocarpine, le calomel administré à l'intérieur, dans le but d'augmenter la salivation, peuvent être essayés, mais ils ne donnent pas toujours le résultat voulu.

En général, on doit se contenter de calmer les douleurs par des injections de morphine et de prévenir une infection générale, par l'administration du sulfate de quinine, à hautes doses.

On peut, dès l'apparition du pus dans la chambre antérieure, pratiquer une ponction de la cornée, un large débridement de la sclérotique, s'il y a suppuration du corps vitré ; mais comme ces moyens évitent rarement l'énucléation, il est préférable de l'entreprendre de suite pour éviter au malade des souffrances inutiles.

Les lavages antiseptiques prolongés et l'usage de l'iodoforme empêchent complètement la propagation du phlegmon au tissu cellulaire de l'orbite.

Lorsque l'œil tout entier est envahi par la suppuration, il ne faut donc pas hésiter à l'énucléer selon la méthode de Bonnet.

PHLEGMON DE L'ORBITE.

Panas.

Si l'œil est perdu, en pratiquer l'ablation.

Duplay.

Au début, soulager la douleur par des applications de sangsues à la tempe; et mieux encore, par des applications permanentes de glace sur les paupières.

Les injections de morphine calment également la douleur.

Éviter l'emploi des cataplasmes, qui soulagent les malades, mais favorisent la multiplication des germes.

Dans les formes infectieuses de la maladie, prescrire des onctions mercurielles sur les paupières, administrer le calomel et le sulfate de quinine, à l'intérieur.

Pratiquer l'énucléation, si l'œil est perdu par le développement d'une panophtalmie pendant la période même de suppuration du phlegmon orbitaire; ou plus tard si la vision est abolie.

Tillaux.

I. TRAITEMENT LOCAL. — Ne pas attendre la suppuration et pratiquer une large incision transversale au niveau de chaque rebord orbitaire, pénétrer assez loin dans l'orbite pour débrider la loge postérieure.

Intervenir hâtivement et énergiquement.

L'incision doit pénétrer au moins à 2 centimètres de profondeur, en allant couche par couche.

Les débridements ne sauraient être remplacés par des sangsues.

Faire des applications de compresses imbibées d'eau boriquée à 40 pour 100.

II. TRAITEMENT GÉNÉRAL. — Agir sur l'intestin avec le calomel et calmer les douleurs avec de la morphine.

Terrier.

Utiliser, au début, les émissions sanguines, les réfrigérants, les révulsifs intestinaux.

Donner une issue au pus, en un point où la cicatrice
ne sera pas visible.

De Saint-Germain.

Faire l'ouverture du phlegmon orbitaire à travers
la paupière, au niveau du bord orbitaire, dans le sillon
oculo-palpébral.

Engager le bistouri entre le globe et la paroi de
l'orbite et le diriger de manière à toujours suivre cette
paroi.

Très souvent, il faut le conduire profondément, à
2 ou 3 centimètres, avant de rencontrer le pus.

L'ouverture au bistouri ne donne quelquefois qu'une
faible quantité de pus ou de sang, mais ce débridement hâtif favorise la résolution du phlegmon et l'é-
vacuation des petits abcès, lorsqu'ils viennent à se
former.

Ferrand.

Faire des injections fortement astringentes dans le
fond de l'orbite, les faire suivre d'applications de compresses imbibées d'acide borique à 40 pour 100.

Galezowski.

I. TRAITEMENT GÉNÉRAL. — Administrer des
purgatifs.

Au début, employer les antiphlogistiques les plus
énergiques.

II. TRAITEMENT LOCAL. — Appliquer des sangsues
au pourtour de l'orbite et des compresses d'eau
glacée sur l'œil; faire des frictions mercurielles sur
le front et la tempe.

Faire de larges scarifications et même des excisions
partielles de la conjonctive.

Pratiquer l'ouverture du phlegmon et l'excision du chémosis.

Nélaton.

Dès que la présence du pus est soupçonnée même dans le fond de l'orbite, chercher à lui donner issue en faisant de profondes ponctions, partout où l'on sentira la fluctuation.

Une ponction exploratrice faite sur la portion proéminente de la tumeur n'offre aucun danger, elle est doublement utile, en donnant issue au pus déjà formé et comme débridement, dans le cas contraire.

Faire pénétrer l'incision au moins à 2 centimètres de profondeur, en allant couche par couche.

PHLEGMON PALPÉBRAL.

Panas.

Faire rapidement une ouverture, parallèle aux plis cutanés, pour donner issue au pus collecté.

La cicatrice ultérieure doit être à peine visible.

Il est quelquefois nécessaire de placer un drain dans l'ouverture faite par le bistouri et d'employer des injections antiseptiques.

Terrier.

Employer les résolutifs, voire même les révulsifs, si le phlegmon détermine une induration de la paupière.

Nélaton.

Chercher à obtenir la résolution.

La suppuration étant formée, inciser profondément

dans le sens transversal, c'est-à-dire parallèlement aux fibres de l'orbiculaire.

Valude.

I. TRAITEMENT MÉDICAL. — Au début, chez les enfants, employer les réfrigérants et les antiphlogistiques.

Calmer les douleurs par des cataplasmes chauds et même par quelques scarifications destinées à effectuer une saignée locale.

II. TRAITEMENT CHIRURGICAL. — Pratiquer l'ouverture du phlegmon, quand il commence à se former. Le débridement précoce empêche la formation de cicatrices vicieuses.

Faire l'incision parallèlement au bord palpébral.

PINGUÉCULA.

Delens.

La pinguécula est une affection de peu d'importance et elle peut persister indéfiniment sans présenter de dangers.

Lorsque parfois on se trouve contraint de l'enlever, on en pratique l'excision d'un coup de ciseaux et on réunit les lèvres de la plaie par un point de suture.

POLYPES DES VOIES LACRYMALES.

Panas.

Inciser le canalicule du côté de la conjonctive et exciser ensuite la production polypiforme.

Pour éviter la reproduction du polype, cautériser sa surface d'implantation. Les cautérisations doivent être modificatrices, mais non destructives, car elles pourraient déterminer l'oblitération définitive du conduit.

PRESBYTIE.

Gariel.

Rapprocher le punctum proximum de l'œil, au moyen d'une lentille convergente. Cette affection n'est pas absolument caractérisée et il ne saurait y avoir absolument un verre correcteur. Le punctum proximum étant gênant par suite de son éloignement ou parce que celui-ci a déterminé une diminution des images rétiniennes rendues trop petites, pour la vision des détails, on peut seulement se proposer de le ramener à la distance voulue, à l'aide d'un verre. Pour cela, on détermine la distance du punctum proximum de l'œil affecté et celle à laquelle on veut le ramener. La formule classique des lentilles fait connaître la distance focale et, par suite, la puissance du verre correcteur à employer. Ce n'est en général qu'après une série de tâtonnements à l'aide de la boîte d'optique que l'on arrive à trouver le verre convenable.

Arm. Trousseau.

Ne pas se fier pour la prescription des verres aux tables généralement inexactes des traités de réfraction. Ordonner le verre qui permet une lecture aisée à $0^m,30$ ou mieux encore un verre légèrement plus faible que le dernier trouvé, certains sujets, accoutumés à lire de très loin, ne pouvant s'habituer de suite à une vision plus rapprochée. Prévenir ces personnes de l'effet du verre et de la nécessité de maintenir le livre à la distance pour laquelle l'œil est adapté par la lentille.

Prescrire aux myopes faibles des verres convexes s'ils présentent des symptômes de presbytie et des verres à double foyer (le supérieur étant toujours concave), s'ils sont obligés de passer fréquemment de la vision éloignée à la vision rapprochée.

PTÉRYGION.

Delens.

I. TRAITEMENT MÉDICAL. — On peut employer avec succès l'acétate de plomb en poudre fine, appliquée durant quelques secondes, mais, en général, il est préférable de ne pas user des cautérisations : elles précipitent la marche de la maladie par l'irritation qu'elles déterminent et elles créent souvent des cicatrices choquantes. On est donc le plus souvent contraint de recourir à une opération.

II. TRAITEMENT CHIRURGICAL. — Deux méthodes sont en usage : l'excision et la transplantation. Il en existait une troisième, la ligature, qui n'est plus employée.

1 *Excision.* — Saisissant le sommet du ptérygion à l'aide de pinces à dents de souris, on le détache à petits coups, avec de fins ciseaux courbes, jusqu'à sa base sectionnée à 3 ou 4 millimètres du bord de la cornée. On réunit ensuite les lèvres de la plaie par des points de suture.

La cautérisation de la plaie au galvano-cautère est facultative.

2° *Transplantation.* — On procède comme pour l'excision, mais le ptérygion reste adhérent par sa base.

Après avoir pratiqué une boutonnière dans la partie inférieure de la conjonctive, à 4 millimètres du bord de la cornée et parallèlement à ce bord, on y engage l'extrémité du ptérygion et on la fixe par un ou deux points de suture.

La cicatrisation de la plaie principale s'opère sans que les lèvres en soient réunies.

L'excision est surtout recommandable ; mais, quel que soit le moyen que l'on choisisse, les récidives sont très fréquentes.

L'opération laissant des cicatrices, on ne doit l'entreprendre que si elle est absolument nécessaire.

PTOSIS.

Duplay.

I. TRAITEMENT PALLIATIF. — Employer la pince à ptosis, sorte de serre-fine spéciale qui maintient pincé un pli de la paupière supérieure. Fixer cette pince à une monture de lunettes pour en rendre le port plus facile.

Dans le ptosis complet, on peut pratiquer un coloboma artificiel(1) de la partie médiane de la paupière, de manière à former une sorte de fenêtre au devant de la pupille.

II. TRAITEMENT CURATIF. — Pratiquer l'excision d'une partie plus ou moins considérable de la peau de la paupière pour raccourcir celle-ci.

Affaiblir l'action du muscle orbiculaire.

Substituer les contractions du muscle frontal à celles du releveur, en créant des adhérences artificielles entre le premier de ces muscles et la paupière supérieure. Ce procédé suffit dans les cas où il y a

____
(1) Voyez article *Coloboma*, p. 79.

laxité anormale du derme ou surchage lipomateuse de la paupière; mais il n'est pas applicable à tous les cas.

De bons résultats ont été obtenus par les opérateurs qui cherchent à rattacher le muscle frontal à la paupière supérieure.

Technique. — On pratique une incision de la peau, parallèle au bord supérieur du cartilage tarse, on traverse le bord supérieur de celui-ci avec une aiguille armée d'un fil de catgut qu'on fait cheminer sous le muscle orbiculaire jusqu'au niveau du muscle sourcilier; là, le fil ressort à la peau et est fixé par un nœud. Trois fils sont ainsi placés et créent une traînée cicatricielle qui persiste après leur résorption, établissant un lien entre le muscle frontal et la paupière.

Terrier.

Ptosis paralytique. — Traiter le ptosis paralytique, d'origine non cérébrale, par des révulsifs, des excitants, des courants continus.

Ptosis syphilitique. — Prescrire le traitement spécifique, s'il y a lieu d'incriminer la syphilis.

Tillaux.

Traiter la paralysie de la troisième paire, lorsqu'elle est la cause première de la maladie.

Nélaton.

Ptosis congénital. — Quand le ptosis est congénital, recourir à l'opération de de Graefe.

Technique. — Faire sur la paupière, à 5 ou 6 millimètres du bord libre, une incision transversale, s'étendant d'une commissure à l'autre et permettant de mettre à nu les fibres de l'orbiculaire.

Saisir celles-ci avec une pince et exciser sur une étendue de 8 à 10 millimètres.

Pratiquer ensuite la réunion, en comprenant dans la suture la peau et les fibres musculaires.

Broca.

Ptosis congénital. — 1° Inciser le long du bord du cartilage tarse.

2° Suturer ce cartilage au muscle frontal, qui peut suppléer au releveur.

PUSTULE MALIGNE DES PAUPIÈRES.

Arm. Després.

I. TRAITEMENT LOCAL. — Fendre les paupières suivant leur longueur et cautériser la plaie.

Inciser les vésicules s'il y en a, et faire des cautérisations énergiques.

Le premier jour et le deuxième jour, les cautérisations réussissent quelquefois; le troisième, il est trop tard.

On y joindra des instillations de collyre au sulfate de cuivre, efficaces surtout le premier jour.

· Si l'absorption a lieu par la conjonctive, faire des instillations d'un collyre à l'acide phénique.

Dans les cas désespérés, placer un vésicatoire sur la face et un autre vésicatoire de 30 centimètres carrés sur la poitrine.

Panser la face avec des compresses d'eau de fleurs de sureau.

II. TRAITEMENT GÉNÉRAL. — Administration de sulfate de quinine, à la dose de 1 gramme et d'extrait de quinine, à la dose de 2 grammes.

Potions avec X gouttes d'acide phénique.

RAMOLLISSEMENT DU CORPS VITRÉ.

Voyez *Synchysis étincelant*, p. 272.

RÉFRACTION.

Gariel.

Détermination de la réfraction statique. — 1° *A l'aide de l'atropine.* — Engager la personne que l'on examine à regarder un objet quelconque, mais non de dimensions trop exiguës, à une distance de 15 mètres au moins, si cela est possible. Lorsque la vision est bien nette, paralyser l'accommodation, au moyen d'une solution faible de sulfate d'atropine. Si la vision reste la même, l'œil est *emmétrope.*

Si elle est troublée, c'est que la netteté précédente des images était due à l'accommodation de l'œil et qu'il est *hypermétrope.*

Quand la personne ne distingue pas bien l'objet, lorsqu'il est éloigné, on le rapproche peu à peu. Si, à une certaine distance, la vision devient nette, l'œil est *myope* et la position occupée par l'objet est son *punctum remotum,* ce qui indique la puissance du verre correcteur à employer.

Si la vision demeure imparfaite, quelle que soit la distance, l'œil est *astigmate*; mais il faut avoir soin que l'objet à examiner comporte des lignes dans diverses directions, car s'il ne comprenait que des lignes parallèles, elles pourraient à une certaine distance être perçues nettement, malgré l'astigmatisme.

2° *A l'aide de la boîte d'optique.* — L'emploi de la boîte d'optique évite l'usage de l'atropine et permet de déterminer le verre correcteur de l'hypermétropie.

Si la vision est nette à l'infini, on place devant l'œil une lentille faiblement convergente. En cas d'*emmétropie*, la vision est troublée; en cas d'*hypermétropie*, elle ne subit aucune altération. On recommence alors l'opération en prenant un verre plus convergent, avec lequel l'œil emmétrope voit encore moins bien. Si l'œil est hypermétrope et s'il peut compenser l'effet de l'augmentation de puissance du verre par une diminution de l'accommodation, la vision reste aussi nette. On essaye ainsi des lentilles de plus en plus fortes jusqu'à ce que l'on en trouve une capable de troubler la vision de l'hypermétrope. On choisit le verre précédent pour l'usage de la personne.

Lorsque la vision n'est pas nette à l'infini, on place devant l'œil des verres divergents : si l'œil est *astigmate*, la vision de l'objet n'est rendue nette par aucun; mais s'il est *myope*, en se servant successivement de lentilles de plus en plus fortes, on finira par en trouver une donnant la vision nette. Cette lentille devra être adoptée comme correcteur.

RELACHEMENT DU SAC LACRYMAL.

Lannelongue.

Pratiquer la compression du sac et appliquer des liquides astringents à l'intérieur et à l'extérieur. La compression doit être constante et graduelle et pratiquée à l'aide des compresses graduées, maintenues avec des tours de bande ou du compresseur de Bonnafont. Les linges devront être imbibés plusieurs fois par jour d'une solution fortement astringente d'alun, de tannin, etc.

On mettra directement quelques gouttes de la solution dans le sac lacrymal.

RÉTINITES.

Panas.

Rétinite proliférante. — Interdire toute fatigue de la vue et placer le malade dans une pièce obscure.

Administrer des préparations mercurielles iodurées et des sudorifiques.

Rétinite albuminurique. — I. TRAITEMENT LOCAL. — Le traitement local ne peut être vraiment efficace qu'au début, lorsqu'il n'existe encore que des troubles inflammatoires.

II. TRAITEMENT GÉNÉRAL. — Ne se servir des débilitants, surtout des émissions sanguines, qu'avec prudence.

Révulsifs cutanés et intestinaux.

Repos des yeux.

Rétinite pigmentaire. — On ne peut enrayer la marche de la maladie, mais on peut empêcher son accélération, par le repos des yeux, le séjour à la campagne, dans un climat tempéré, en évitant la lumière vive, la poussière et tout effort d'accommodation.

Si le malade est amétrope, il devra porter des verres appropriés à son cas.

Rétinite syphilitique. — I. TRAITEMENT GÉNÉRAL. — Prescrire le mercure, seul ou employé avec l'iodure de potassium.

Si la maladie est compliquée de scrofule, ordonner en outre, l'huile de foie de morue, le fer, les amers et une bonne hygiène.

Pratiquer, deux fois par jour, des frictions mercurielles ou des injections sous la peau de 1 gramme de la solution suivante :

Eau distillée..................	90 gr.	
Bichlorure d'hydrargyre.......	0 — 20	
Chlorhydrate d'ammoniaque ...	0 — 10	

Ces injections doivent être faites dans la région du dos, à une bonne distance les unes des autres et assez profondément, en plein tissu cellulaire, afin d'éviter les abcès.

II. TRAITEMENT LOCAL. — Instillations d'atropine, surtout lorsque la maladie est compliquée d'iritis. Appliquer des ventouses à la tempe et de petits vésicatoires volants, s'il y a photophobie, douleurs vives ou congestion épisclérale, lorsque la maladie prend un caractère aigu comme au retour des attaques.

Le traitement doit être continué longtemps et répété à chaque nouvelle attaque jusqu'à guérison complète.

S'il subsiste encore de l'amblyopie ou un trouble floconneux du corps vitré, employer les courants continus.

III. TRAITEMENT HYGIÉNIQUE. — Repos des yeux et emploi de conserves teintées en bleu cobalt ou fumées.

Potain.

Rétinite albuminurique. — On doit se proposer :

1° De rendre au rein sa valeur fonctionnelle, la maladie étant provoquée par les substances toxiques accumulées dans l'organisme par suite de l'insuffisance de cet organe.

2° De diminuer autant que possible les substances toxiques, dont les unes viennent du dehors, les autres de l'organisme lui-même, des voies digestives.

Dans ce but, on prescrit le régime lacté, qui a pour effet de diminuer les toxines et, par conséquent, de diminuer l'irritation du rein, qui se prête mieux ensuite à l'élimination des produits excrémentitiels.

Lorsque l'on reconnaît que le rein est le siège d'une congestion, prescrire un dérivatif et appliquer quelques ventouses sur la région lombaire. Donner ainsi des purgatifs, notamment le calomel, pour assurer la complète élimination des matières de l'intestin.

Duplay.

Rétinite pigmentaire. — La maladie a une marche presque fatalement progressive.

Pratiquer des injections de strychnine à la tempe, prescrire l'emploi des toniques et des courants continus.

Comme palliatifs, faire porter aux malades des conserves bleues contre la lumière trop vive et pour leur éviter les fâcheuses conséquences d'un passage brusque à la demi-obscurité.

En dehors des cas de myopie véritable, les verres concaves ont parfois amélioré la vision.

Rétinite albuminurique. — Traiter l'albuminurie, cause première de la maladie.

Dans la plupart des cas, on emploie le régime lacté et l'iodure de potassium à faibles doses.

Pour remédier aux troubles congestifs de la tête, appliquer des ventouses à la tempe.

Rétinite syphilitique. — Faire des frictions quotidiennes, à l'aide de l'onguent napolitain.

Administrer l'iodure de potassium, en commençant par la dose de 2 grammes, pour l'augmenter peu à peu jusqu'à 5 grammes.

On peut remplacer les frictions par des injections sous-cutanées de sublimé, de peptonate de mercure ou d'huile grise, mais les frictions sont préférables. Faire des instillations de collyre à l'atropine pour prévenir les complications fréquentes du côté de l'iris.

Dans des cas de syphilis héréditaire, les injections de sublimé ont, paraît-il, amélioré la vision, mais ces faits sont encore douteux.

Broca.

Rétinite pigmentaire. — Faire des injections de strychnine à la région temporale.

Prescrire des lunettes bleues ou à verres fumés.

RÉTINO-CHOROÏDITE.

Abadie.

Pratiquer des injections hypodermiques avec :

Bichlorure de mercure........	1 gr.
Chlorure de sodium...........	2 —
Eau distillée	100 —

RÉTRÉCISSEMENT DES VOIES LACRYMALES.

Lannelongue.

Si l'on se trouve en présence d'un larmoiement chronique, occasionné par un simple rétrécissement du canal nasal, pratiquer d'abord le cathétérisme selon le procédé de Bowman, où le procédé de Weber; en cas d'insuccès, recourir à la cautérisation du sac et des conduits ou à l'opération de Laurence.

I. TRAITEMENT PAR LE PROCÉDÉ DE BOWMAN. — On procède comme il suit :

Faire asseoir le malade, la tête un peu renversée et solidement maintenue par un aide. Se plaçant vis-à-vis de lui, après avoir incisé le conduit supérieur, au moyen du couteau de Weber, prendre le stylet de la main qui correspond à l'œil malade et le porter, perpendiculairement aux lèvres de l'incision pratiquée sur le conduit supérieur. Avec le pouce de la main restée libre, pratiquer en même temps des tractions sur le conduit, de façon à le placer dans la direction du canal lacrymo-nasal. Maintenant toujours le bec du stylet contre la paroi postérieure du conduit incisé, relever l'instrument vers le sourcil, en le plaçant dans la direction du sillon naso-labial correspondant ou dans une ligne qui passant par le milieu du tendon direct de l'orbiculaire et par l'intervalle compris entre la deuxième incisive supérieure et la canine correspondante, irait rejoindre l'arcade sourcilière vers la tête du sourcil. La sonde se trouve ainsi dirigée vers le canal et il ne reste plus qu'à pousser. Elle parcourt le trajet d'un bout à l'autre, s'il est libre; elle se trouve arrêtée, s'il y a un rétrécissement.

Dans ce cas, on procède avec prudence et on essaye de dépasser l'obstacle sans trop de violence. Comme il vaut mieux se servir de la main droite, on se placera, pour le côté droit, derrière le malade et on suivra ensuite les mêmes indications.

S'il est nécessaire d'agir sur le conduit inférieur, se placer vis-à-vis du sujet et prendre la sonde de la main située en face de l'œil à opérer. De la main libre, tendre le canal en attirant la paupière en bas et en dehors. Introduire la sonde de bas en haut et de dehors en dedans dans la direction du conduit, jusqu'à ce que le bec parvienne dans le sac et atteigne sa paroi interne.

En général, avant de pénétrer dans le sac, la sonde est arrêtée par un obstacle, le plus souvent au niveau de la jonction des deux conduits. Attirer alors doucement le conduit sur la sonde. A la progression du stylet, on sent très bien le moment où l'obstacle se trouve dépassé.

Si l'on ne parvient pas à pénétrer plus loin sans violence, il ne faut pas insister; il faut employer les moyens en usage contre l'oblitération des points et conduits lacrymaux.

Lorsque, au moment de l'effort, on verra toute la paupière se déplacer du côté du grand angle de l'œil, on pourra, en tout cas, être certain que ce n'est pas contre sa paroi interne que l'on presse. Si l'on a réussi à pénétrer, il ne reste plus qu'à relever la sonde et à la mettre dans la direction déjà indiquée pour l'introduire dans le canal lacrymo-nasal.

C'est, en général, l'extrémité supérieure du canal nasal qui est rétrécie ou oblitérée et il faut user d'une certaine force pour faire pénétrer la sonde plus avant, ce qui ne présente pas d'inconvénients, si l'on perçoit une résistance élastique et si l'instrument se trouve dans la direction voulue.

Mais si l'on perçoit, au contraire, une surface dure et résistante, on risque de faire fausse route et, retirant un peu l'instrument, il faut en changer la direction et lui imprimer quelques mouvements de rotation, jusqu'à ce que l'on sente une surface molle cédant aisément à la pression. On pousse alors et la sonde entre dans les fosses nasales.

L'instrument est laissé ainsi de quinze à vingt minutes.

Il est bon de combattre en outre l'inflammation et les lésions du sac par des injections. On se servira enfin de sondes graduées du n° 2 au n° 6.

II. Traitement par le procédé de Weber. — Si, par le procédé de Bowman, on n'obtient pas d'amélioration ou si la récidive est rapide, on emploiera le procédé de Weber, qui, outre l'incision du conduit, comprend encore la section du ligament palpébral interne.

1° *Technique.* — A l'aide d'un couteau mousse, on incise le conduit supérieur jusqu'à la caroncule et on introduit l'instrument dans le sac jusqu'aux deux tiers de la lame, en la faisant glisser sur la paroi postérieure du canal. Le tranchant étant dirigé en avant, on fait basculer le manche du couteau de haut en bas et, avec le pouce de la main restée libre, on opère des tractions sur la commissure externe, de façon à tendre le ligament. On continue à abaisser le manche du couteau jusqu'à ce que l'on sente une résistance vaincue; le ligament a été sectionné.

Cette voie étant ouverte, on introduit aussitôt une sonde élastique de Weber, semblable à celles dont on se sert pour l'urètre. Les sondes de Weber sont régulièrement calibrées ; la plus petite correspond au n° 5 de Bowman.

On peut se servir aussi de bougies de cire, coniques, ayant à leur petite extrémité un millimètre et demi. Lorsque le rétrécissement est trop considérable, on emploie la sonde biconique, graduée pour forcer l'obstacle, après quoi l'on reprend les sondes ordinaires. Si, même avec ce moyen, le rétrécissement ne peut être franchi, on emploie la lancette à canule de Bowman. L'ayant placée sur l'obstacle, on fait saillir l'aiguille qui traverse le bouchon obturateur et livre un passage aux bougies dilatatrices que l'on introduit aussitôt après.

Afin d'empêcher la cicatrisation, on doit pratiquer de nouveau le cathétérisme tous les deux à quatre jours, à moins que cette pratique ne détermine de l'inflammation. On appliquera en ce cas les antiphlogistiques : sangsues sur le sac ou dans la narine correspondante, fumigations émollientes par le nez et on suspendra momentanément le cathétérisme.

Lorsque la perméabilité du canal aura été préparée par l'emploi d'une sonde rigide, on y placera à demeure un fort stylet de plomb ou l'un des gros stylets de Williams, pendant plusieurs jours ou même plusieurs semaines, selon la tolérance du malade.

On adjoindra au cathétérisme des injections modificatrices et, dans ce but, on pourra se servir de la seringue de Warlomont, en ayant soin lorsqu'on pratique l'injection de retirer doucement la canule, de façon à ce que toutes les parties subissent l'influence du liquide injecté. Le liquide sera une solution de tannin, de nitrate d'argent, de potasse, de chlorure de zinc, d'acétate de plomb, de sulfate de cuivre, suivant les circonstances.

2° *Suites* — Dans certains cas, le rétrécissement se

reproduit avec ténacité et la dilatation seule ne peut en triompher. On emploiera alors comme adjuvant la cautérisation au nitrate d'argent solide, pratiquée avec le porte-caustique de Warlomont.

Le mandrin étant renfermé à l'intérieur de la sonde, on pratique avec elle le cathétérisme et on l'introduit, jusqu'à ce qu'à ce que l'on sente la résistance produite par l'obstacle. On presse alors sur l'extrémité supérieure du mandrin, de façon à faire pénétrer son extrémité porte-caustique dans le rétrécissement. Cela fait, on communique à la tige un mouvement de rotation rapide, de façon à cautériser toute la circonférence du point stricturé. Il faut avoir soin de ne pas promener le caustique sur les parties saines.

Si le rétrécissement n'est pas très considérable, on s'expose à le dépasser avec la canule; il est bon de prendre son empreinte avec une tige de laminaire et de remarquer sa distance sur le porte-caustique à l'aide d'un curseur.

Lorsqu'il existe une oblitération, on peut encore se servir de la canule ci-dessus pour l'introduction d'un trocart.

III. TRAITEMENT PAR LE PROCÉDÉ DE STILLING. — Si les procédés de Bowman et de Weber ne donnent pas de résultats suffisants, on recourra à l'opération dite de Stilling, à moins toutefois que l'obstacle ne s'accompagne de lésions osseuses graves du conduit lacrymo-nasal.

On pratique d'abord l'incision du point et du conduit lacrymal, soit avec le couteau de Stilling, soit avec celui de Weber, à pointe mousse. On plonge ensuite dans le sac le couteau de Stilling, le tranchant en avant et on l'enfonce jusqu'au manche, de façon à ce que la lame parcoure tout le trajet et parvienne jusqu'au plancher des fosses nasales. Se plaçant alors derrière le sujet, on retire le couteau pour l'enfoncer de nouveau plusieurs fois dans des directions différentes, afin de couper le rétrécissement dans plusieurs endroits, jusqu'à ce que le couteau puisse pivoter aisément dans le canal; après quoi, on retire définitivement l'instrument.

Il se produit un léger écoulement de sang, qui est sans inconvénient; on n'a jamais à redouter d'hémorragie, ni de grande inflammation consécutive. Les larmes peuvent s'écouler sans danger.

IV. Traitement par la cautérisation du sac et des conduits. — Lorsque aucun des moyens indiqués n'a réussi et lorsque le canal est oblitéré de façon à ne pas pouvoir rétablir sa perméabilité, on tente de détruire les voies lacrymales par la cautérisation du sac et des conduits.

V. Traitement par l'opération de Laurence. — On ne doit recourir qu'en désespoir de cause à l'extirpation de la glande lacrymale, car cette opération expose à des accidents graves, tels que le phlegmon de l'œil. On la pratiquera d'après la méthode de Laurence.

1° *Technique*. — Inciser toute l'étendue du tiers externe de la paupière, au-dessous et parallèlement au rebord orbitaire. Ayant sectionné la peau et le ligament fibreux qui réunit le périoste orbitaire au bord supérieur du cartilage tarse, on se trouve dans la cavité de l'orbite. Le doigt, introduit au fond de la plaie, rencontre un corps dur, qui est la glande lacrymale. Il ne faut point entrer le doigt trop avant pour ne pas luxer la glande et la repousser en arrière dans le tissu cellulaire de l'orbite, d'où il serait difficile de l'extraire, sans pratiquer une grande ouverture dans la profondeur de la cavité orbitaire.

Si on éprouve de la difficulté à trouver la glande lacrymale, on débride encore la commissure externe, après s'être assuré de la position de l'artère temporale pour ne pas la léser. On découpe ainsi un lambeau à sommet externe que l'on renverse en dedans, de façon à mettre à découvert la cavité correspondant à l'angle supéro-externe de l'orbite. On aperçoit alors nettement la glande, et la saisissant avec un crochet double, on l'entraîne au niveau du rebord orbitaire, on tire sur elle et on rompt le pédicule.

Une hémorragie se produit, en général, par suite de la rupture de l'artère lacrymale. On la fait cesser au moyen d'un filet d'eau froide, exprimé d'une éponge.

La réunion des lèvres de la plaie se fait au moyen de sutures métalliques, en ayant bien soin de mettre convenablement en rapport les lèvres de la plaie et surtout de ne le faire qu'après la cessation complète de l'hémorragie.

2° *Complications.* — Les accidents déterminés par l'opération sont assez fréquents : conjonctivite, phlegmon de l'œil, chute de la paupière supérieure. Ce dernier accident persiste, quand il est déterminé par la division partielle du muscle élévateur, mais il est généralement causé par l'inflammation et disparaît peu à peu.

Galezowski.

Après avoir incisé le point lacrymal inférieur, introduire dans le canal lacrymo-nasal et y laisser à demeure plus ou moins longtemps, suivant la tolérance du malade et la violence du mal, une sonde particuculière en cuivre, recouverte d'une chemise de plomb. Elle est recourbée à son extrémité, de façon à être enlevée à volonté.

On obtient ainsi de suite la cessation du larmoiement et, après quelques jours, une amélioration considérable du catarrhe.

Avec ce procédé, les malades ont l'avantage de pouvoir vaquer à leurs occupations.

RÉVULSION DANS LES AFFECTIONS DES YEUX.

Panas.

I. RÉVULSION SUPERFICIELLE. — 1° *Caustiques* tels que : Ammoniaque (pommade de Gondret), térébenthine, teinture d'iode, vératrine en solution ou en pommade.

2° *Vésicatoires* ou *mouches de Milan*.

3° *Vaporisation* au baume de Fioravanti.

4° *Douches* irritantes, dirigées directement sur l'œil.

II. RÉVULSION PROFONDE. — Convient aux affections chroniques et profondes de l'œil.

1° *Séton* placé à la tempe. La nature de la région exige qu'il soit petit, presque filiforme; aussi son action est-elle incertaine.

2° *Injections caustiques* : elles sont mauvaises, car on ne peut mesurer l'étendue des désordres qu'elles provoquent.

3° *Cautère*, sous forme de pointes de feu ou de cautère potentiel.

Les pointes de feu ne conviennent qu'au déclin de l'ophtalmie ou contre certaines névralgies tenaces.

Le cautère suppurant ou potentiel est un excellent moyen de combattre les ophtalmies à la période inflammatoire.

SARCOME DE L'ORBITE.

Duplay.

Dès que l'infection générale, si fréquente dans cette

forme, est reconnue, toute intervention est contre-indiquée.

Terrier.

L'extirpation est la seule thérapeutique applicable
à ces tumeurs, toutes les fois que la tumeur n'a pas
envahi la cavité cranienne.

P. Segond.

S'il y a récidive, pratiquer l'ablation complète de la
tumeur.

En dépit du fâcheux pronostic, il faut opérer quand
même, afin de soustraire le patient aux douleurs intolérables qu'il ressent.

On a, de plus, constaté des cas où le mal récidivait
jusqu'à huit ou neuf fois sur place, sans infecter l'organisme.

Galezowski.

Le pronostic est très grave et l'opération est loin
d'assurer la guérison.

L'intervention favorise l'accroissement du néoplasme.

Nélaton.

L'extraction est le seul mode de traitement qui con-
vienne.

SCLÉRITE.

Tillaux.

Prescrire les collyres à l'atropine, les compresses chaudes et l'occlusion de l'œil.

SCLÉRO-CHOROÏDITE.

Delens.

Scléro-choroïdite postérieure. — I. TRAITEMENT PRÉVENTIF. — Interdire toute fatigue de l'œil, dès que l'affection se déclare et conseiller l'usage de conserves à verres bleus ou fumés.

II. TRAITEMENT MÉDICAL. — Les instillations prolongées d'atropine sont d'un heureux effet, en paralysant l'accommodation, ce qui amène un relâchement favorable de l'œil et prévient la crampe accommodative. On obtient de bons résultats par l'emploi du sublimé, à la dose de 1 centigramme par jour.

En cas de tension douloureuse de l'œil, appliquer à la tempe des ventouses Heurteloup et laisser ensuite pendant vingt-quatre heures le malade dans l'obscurité.

III. TRAITEMENT CHIRURGICAL. — On est quelquefois forcé de pratiquer l'*iridectomie*, quand l'œil est menacé de glaucome ou de décollement rétinien (1).

Constantin Paul.

Scléro-choroïdite antérieure. — I. TRAITEMENT

(1) Voyez l'article *Glaucome*, p. 150 et l'article *Décollement de la rétine*, p. 120.

MÉDICAL. — Au début, administrer des antiphlogistiques locaux, puis établir le traitement général de la diathèse.

II. TRAITEMENT CHIRURGICAL. — Pratiquer enfin la *paracentèse* et l'*iridectomie*.

SÉBORRHÉE DES PAUPIÈRES.

Panas.

I. TRAITEMENT LOCAL. — Grands soins de propreté.

Enlever avec soin les croûtes, ramollies au préalable avec de l'huile d'amandes douces.

Appliquer sur la région des onguents, à base d'oxyde de zinc ou de carbonate de plomb et des compresses trempées dans une solution spiritueuse, aromatique ou légèrement astringente.

II. TRAITEMENT GÉNÉRAL. — Comb attre l'anémie la dyspepsie, le lymphatisme.

De Wecker.

Soins particuliers de propreté.

Lotions avec de l'eau boriquée chaude.

Séborrhée sèche. — Employer la pommade suivante :

Vaseline......................	10 gr.
Oxyde de zinc	0 — 25

Séborrhée ancienne. — Appliquer deux fois par semaine, sur le bord libre des paupières une légère couche du mélange suivant :

Huile de cade	
Eau de Cologne	āā P. E.

Valude.

Lavages soigneux et fréquents des parties atteintes avec de l'eau de savon chaude.

Prescrire des lotions fraîches à l'eau alcoolisée.

Broca.

Lotions boriquées chaudes.

Applications de vaseline à l'oxyde jaune à 1/20 ou au précipité rouge à 1/20.

SPASMES OCULAIRES.

Delens.

Spasmes de l'accommodation. — Interdire tout travail et pratiquer des instillations répétées d'un collyre à l'atropine.

Galezowski.

Spasmes des artères de la rétine, dans l'influenza. — Employer le sulfate de quinine, à doses élevées de 1 gramme à 1 gr. 50 par jour.

STAPHYLOMES DE LA CORNÉE
ET DE LA SCLÉROTIQUE.

Tillaux.

Staphylôme opaque. — On doit engager le malade à se faire opérer d'un staphylôme opaque de la cornée, car il peut avoir une influence sur l'œil sain.

Pratiquer l'opération de la manière suivante :

Après avoir soigneusement lavé l'œil avec l'acide borique, toucher cinq ou six fois avec la cocaïne, un quart d'heure avant l'opération. Au moyen d'un ténaculum, traverser le staphylôme et couper au ras de la cornée avec les ciseaux courbes.

Comme pansement, laver l'œil à la solution boriquée et appliquer ensuite une bande de ouate phéniquée et une bande de flanelle.

Lorsque la tumeur a pour origine un traumatisme et surtout la présence d'un corps étranger dans l'œil, il vaut mieux pratiquer l'énucléation qu'une ablation partielle. On doit aussi recourir à l'énucléation, lorsque le malade éprouve des douleurs intra-oculaires, afin de prévenir l'ophtalmie sympathique.

Staphylôme pellucide. — Les différentes opérations de la pupille proposées : destruction du cône, transformation en fente sténopéique, iridotomie, etc., donnent rarement de bons résultats et peuvent aggraver la maladie.

Staphylômes de la sclérotique. — On ne peut guère opposer que la paracentèse, l'iridectomie, dans le but d'empêcher leur développement.

Lorsque la vision est perdue et que la tumeur détermine des douleurs ou une gêne trop grande, pratiquer l'énucléation.

Galezowski.

I. TRAITEMENT PAR LES CAUTÉRISATIONS. — Dans la première période, lorsque la déformation augmente, pratiquer sur la cornée une cautérisation tous les trois ou quatre jours, avec un crayon de nitrate d'argent ou à l'aide d'un pinceau imprégné de beurre d'antimoine. On peut ainsi arriver à modérer la marche de la maladie, en déterminant la formation d'un tissu nodulaire plus résistant que la cornée, empêchant par conséquent l'évolution du staphylôme.

Ce moyen est le meilleur de tous ceux qui sont employés.

II. Traitement par la compression. — La compression de l'œil donne peu de résultats.

III. Traitement par la paracentèse. — L'évacuation de l'humeur aqueuse, par la paracentèse oculaire, ne donne qu'une passagère amélioration.

IV. Traitement par l'iridectomie. — On peut tenter l'iridectomie, lorsque l'état anatomique des parties le permet. On en obtient de bons résultats.

1° *Indications.* — Abandonner le staphylôme à lui-même, lorsqu'il est partiel et que le malade conserve encore un certain degré de vision : mais si, partiel ou général, il détermine une cécité absolue, il faut exciser la tumeur.

2° *Technique.* — Les paupières étant suffisamment écartées, fixer la tumeur en implantant sur le sommet de la saillie soit un crochet-érigne, soit un ténaculum dont on fait ressortir la pointe. On peut encore traverser la cornée avec une aiguille courbe, munie d'un fil dont on tient les deux extrémités. On taille ensuite un lambeau semblable à celui que l'on fait dans la cataracte par extraction, à l'aide d'un couteau de Beer et on excise la base de ce lambeau avec des ciseaux courbes ; le lambeau est en général taillé dans la partie supérieure de la cornée, afin d'éviter l'issue d'une trop grande quantité du corps vitré.

Après la section du lambeau, l'humeur s'écoule et il arrive que le cristallin s'échappe, ce qui ne présente d'ailleurs aucun inconvénient. L'essentiel est d'éviter autant que possible la sortie du corps vitré. L'opération terminée, on rapproche les paupières et on les maintient appliquées pendant trois ou quatre jours sur la portion d'œil qui reste. On ne doit les rouvrir qu'en cas d'épanchement sanguin à la surface du moignon.

Staphylôme pelluclde. — I. Traitement par l'iridectomie. — L'*iridectomie* rend pour un certain temps la vision plus nette et enraye la marche de la maladie, mais ses effets ne sont pas durables.

II. Traitement par l'iridésis. — L'*iridésis* est préférable, car la pupille se trouve transformée, en une fente étroite qui peut se resserrer sous l'action de la lumière.

Arm. Trousseau.

Avant de pratiquer l'ablation du staphylôme, dégager largement la conjonctive et le tissu sous-conjonctival, tout autour de la cornée. Passer ensuite transversalement dans la conjonctive quatre fils de soie superposés dont les anses sont rejetées en dehors du champ opératoire. Serrer *les* sutures, après la section du staphylôme.

STRABISME.

Raymond.

Il arrive souvent que des opérés de strabisme conservent, en dépit du bon résultat de l'opération, une tendance à fixer avec un seul œil, même lorsque la réfraction est égale et l'acuité normale dans les deux yeux. On peut obtenir très rapidement la fusion des images sur un même plan, au moyen d'exercices stéréoscopiques.

Pour redonner la perception du relief, il faut en revanche un certain temps et une éducation soutenue. Voici comment on doit procéder :

Pendant que le malade fixe dans le stéréoscope, recouvrir alternativement et à intervalles égaux son œil droit et son œil gauche avec de petits cartons noirs. Les intervalles de temps, d'abord assez rares (20 à 25 par minute) doivent être graduellement élevés à une assez grande rapidité (100 à 120 par minute). Cet exercice doit durer cinq à six minutes. L'effet désiré est obtenu après deux à cinq séances.

Landolt.

Éviter la *tenotomie*.

Préférer à cette méthode l'avancement du muscle et non seulement du muscle, mais de tout ce qui l'entoure (capsule de Tenon, tissu sous-conjonctival, conjonctive).

Valude.

I. TRAITEMENT LOCAL. — Le strabisme amétropique pur est justiciable de l'opération et de la correction optique.

II. TRAITEMENT GÉNÉRAL. — Lorsqu'il est causé par la névropathie, on doit y ajouter une médication générale appropriée. Cette médication peut suffire dans certains cas.

SYMBLÉPHARON.

Valude.

Sectionner les brides cicatricielles peu considérables, à l'aide d'une ligature élastique mise à demeure. Au moyen de ligatures multiples, opérer la section de quelques brides assez épaisses.

Dans les cas de symblépharon presque complet, au lieu de fil élastique, employer un fil de plomb, susceptible d'être resserré à plusieurs reprises.

On peut encore avoir recours au procédé suivant :

Un aide attire la paupière en dehors et tend le symblépharon, le chirurgien détache la bride cicatricielle de ses attaches bulbaires et la dissèque jusqu'au fond du cul-de-sac palpébral.

Traverser alors la partie cruentée de la bride par une aiguille munie d'un fil, la faire ressortir à travers la peau de la paupière inférieure, au niveau du bord orbitaire.

Avec une seconde aiguille, faire ressortir de même le second chef du fil ; de cette manière, la partie avivée de la bride adhérente se trouve rabattue sur elle-même, du côté de la paupière.

Nouer extérieurement les deux bouts du fil sur un rouleau de diachylon, qui maintiendra le lambeau dans cette situation.

La face cruentée du lambeau, détaché de la conjonctive bulbaire, se trouve en contact avec le bulbe, ainsi séparé de la bride adhérente.

Réunir par quelques points de suture les lèvres de la plaie bulbaire.

La guérison parfaite du symblépharon est difficile à obtenir.

SYNCHYSIS ÉTINCELANT.

Duplay.

En général, cette affection se continue indéfiniment. Elle disparaît quelquefois, peu à peu, après un temps fort long. On ne peut que tenter de l'améliorer par l'administration à l'intérieur de succinate de fer.

SYPHILIS OCULAIRE.

Panas.

Les frictions mercurielles donnent de très bons résultats, mais les injections sous-cutanées de sels hydrargyriques (biiodure d'hydrargyre dissous dans l'huile stérilisée) sont de beaucoup supérieures.

Les sels insolubles de mercure présentent des incon·
vénients et ne doivent pas être employés..

Galezowski.

Les accidents syphilitiques oculaires (iritis, névrite
optique, périostoses, etc.) se produisent quelquefois
dix, quinze ou vingt ans après l'apparition du chancre.

Le traitement anti-syphilitique, l'administration
énergique et prolongée du mercure et [de l'iodure de
potassium, les modifie notablement et parvient même
à les guérir totalement.

Iritis syphilitique. — L'inflammation de l'œil,
qu'elle provienne d'une simple iritis plastique ou
d'une forme d'iritis gommeuse, sans aboutir à une
guérison radicale, s'atténue du moins rapidement sous
l'influence des pilules de mercure, de la liqueur de
Van Swieten, du sirop de Gibert (1).

Choroïdite syphilitique. — La choroïdite syphilitique ne cède à aucun traitement administré à l'intérieur,
même au début, mais elle guérit presque toujours par
les frictions mercurielles.

On peut en conclure que les affections syphilitiques
du système vasculaire guérissent par les frictions, car
la maladie est à marche lente et laisse suffisamment
le temps de la combattre.

Le traitement anti-syphilitique est impuissant à combattre l'atrophie des papilles dans l'ataxie, affection qui
est sans nul doute d'origine syphilitique dans la majorité des cas. Cela tient probablement à ce que la médica·
tion est très lente à donner un résultat et que la marche
de la maladie est plus rapide que l'action du traitement. Le traitement préventif semble donc seul indiqué
en cette circonstance.

Même lorsque les phénomènes inflammatoires locaux

____

(1) Voyez en outre article *Iritis*, p. 102.

ont disparu depuis longtemps, il faut continuer à combattre toute syphilis oculaire pendant deux années consécutives, au moyen de frictions mercurielles, à la dose de 2 grammes par jour, de façon à prévenir la propagation et la localisation ultérieure de la syphilis dans le cerveau (1).

TACHES PIGMENTAIRES CONGÉNITALES DE LA CONJONCTIVE.

Duplay.

En pratiquer l'excision, quand elles ne sont pas très étendues.

TAIES DE LA CORNÉE.

J. Comby.

I. Traitement local. — 1° *Insufflations.* — Matin et soir, à l'aide d'un cornet de papier, faire des insufflations sur la cornée avec :

N° 1. Calomel en poudre . . . . .   ää P. E.
       Sucre en poudre . . . .

N° 2. Aloès socotrin. . . . .   0 gr. 03
       Calomel . . . .   0 — 03
       Sucre en poudre. . . . .   4 —

2° *Instillations.* — Faire des instillations, matin et soir, avec :

N° 1. Eau distillée. . . . .   30 gr.
       Iodure de potassium . . . . . .   5 —
       Teinture d'iode . . . .   XXX gouttes

N° 2. Eau distillée. . . . .   50 gr.
       Iodure de potassium . . . . . .   2 —
       Bicarbonate de soude. . . . . .   1 —

(1) Voyez en outre article *Choroïdite*, p. 77.

3º *Pommades*. — Introduire avec le bout d'une baguette, dans le cul-de-sac conjonctival, un fragment
d es pommades suivantes :

N° 1. Vaseline . . . .   16 gr.
        Oxyde jaune de mercure. . . .   0 — 10

N° 2. Onguent gris . . . .   } àà 5 gr.
        Lanoline . . . .   }
        Vaseline . . . .   10 —

Faire fermer l'œil et masser avec un peu de ouate
les paupières closes.

II. TRAITEMENT GÉNÉRAL. — Variable suivant la
cause : traitement antisyphilitique ou antiscrofuleux.

TARSITES.

De Wecker.

Tarsite scrofuleuse. — I. TRAITEMENT LOCAL. —
Usage prolongé de cataplasmes et de pommades antiblépharitiques.

Lotions salées.

II. TRAITEMENT GÉNÉRAL. — Hygiène bien réglée
Préparations arsenicales ou ferrugineuses. Séjour
continuel dans un air pur et doux.

Tarsite gommeuse. — Traitement antisyphilitique
mixte, sous forme d'onctions et de lavages à l'iodure
de potassium.

TARSORRHAPHIE.

Panas.

PREMIÈRE MÉTHODE. — Commencer par aviver,
aussi symétriquement que possible, le bord libre de
l'une et de l'autre paupière. Respecter autant que
possible les racines des cils.

Saisir avec des pinces fines à dents de souris le milieu du bord où s'ouvrent les glandes de Meïbomius et le traverser avec un couteau fin, de façon à faire un pont qui empiète de 1 à 2 millimètres sur la conjonctive tarsienne.

Continuer la section à droite et à gauche, aviver tout le bord libre de la paupière, depuis la commissure externe jusqu'au point lacrymal laissé intact.

Si en ce point, l'excision est irrégulière ou reste insuffisante, la compléter après coup, en se servant des mêmes pinces et d'une paire de ciseaux fins.

La languette excisée ne devra comprendre que la muqueuse seule et le moins possible de tissu du tarse.

Le saignement qui accompagne l'opération est insignifiant.

Les orifices excréteurs des glandes de Meïbomius se trouvent intéressés, mais il n'en résulte aucun inconvénient.

Les deux paupières une fois avivées, on réunit, par des points de suture entrecoupés, les surfaces cruentées. Ces points sont faits avec de la soie anglaise très fine et disposés de façon à ne pas comprendre dans l'anse les fils qu'il faut écarter.

Trois jours d'application suffisent pour obtenir la réunion des paupières par cicatrisation primitive, sans aucune suppuration.

L'application du bandage compressif favorise beaucoup ce résultat.

Une condition indispensable de réussite consiste à laisser subsister l'*ankyloblépharon artificiel* (1), pendant tout le temps nécessaire à la disparition du pouvoir rétractile de la bride cicatricielle.

Ce temps variable ne peut être moindre de six mois, un an et même plus.

Le succès est d'autant plus assuré que les deux

(1) Voy. *Ankyloblépharon*, p. 18.

paupières sont devenues également inextensibles, autrement dit également cicatricielles.

Deuxième méthode. — *Procédé de Dieffenbach.* — Retrancher, à partir de l'angle externe de la paupière renversée, un triangle de peau et réunir ensuite par la suture.

La base de ce triangle équilatéral mesure 6 à 8 millimètres et fait suite à la commissure externe.

Le sommet en est inférieur, lorsqu'il s'agit de la paupière inférieure, ou supérieure lorsqu'il s'agit de la paupière supérieure.

Le bord libre de la paupière qu'on se propose de redresser devra être avivé dans sa portion ciliaire de 6 à 8 millimètres, pour venir s'appliquer exactement à la base du triangle excisé où il devra se souder.

Troisième méthode. — *Procédé de Desmarres.* — Exciser un lambeau en V, à base interne, au niveau de l'angle externe des paupières et réunir par la suture.

L'une des branches du V, qui est horizontal, intéresse la partie à exciser du bord libre de la paupière renversée.

Il faut en outre ne pas intéresser la commissure même de la paupière, l'expérience démontrant que cet angle s'arrondit et devient disgracieux quand on le divise.

Quatrième méthode. — *Procédé de Szymanowski.* — Exciser un triangle de peau vertical, dont l'angle supérieur corresponde à 6 ou 8 millimètres, au-dessus de la commissure externe.

Aviver alors le bord libre de la paupière inférieure, y compris les bulbes des cils, dans une étendue suffisante et réunir celui-ci au côté supérieur du triangle.

La suture des deux autres côtés du triangle termine l'opération.

La ligne de suture ainsi obtenue représente un V renversé, dont la branche interne oblique en bas et en dedans se continue avec le bord ciliaire de la paupière inférieure supposée déviée et l'attire fortement en haut et en dehors, en la maintenant redressée.

THÉRAPEUTIQUE GÉNÉRALE DES AFFECTIONS OCULAIRES.

Paul Reclus.

Dans toutes les inflammations de l'œil, il est certaines conditions essentielles, que l'on doit d'abord assurer : le repos absolu, une propreté rigoureuse, une médication antiphlogistique appropriée et le traitement de la diathèse en cause.

I. HYGIÈNE. — 1° *Le repos de l'œil* consiste à le protéger contre toutes les causes d'irritation (poussières, lumière trop vive, variations atmosphériques brusques, efforts d'accommodation prolongés).

On pourra pour cela avoir recours au port de lunettes à verres fumés en larges coquilles, munies sur leurs bords de petites ailettes noires.

Souvent, il est nécessaire d'imposer à l'œil un repos absolu, ce qu'on obtient au moyen de rondelles de ouate aseptique ovalaires, déposées sur l'œil.

2° Veiller à *l'asepsie rigoureuse* de la région et combattre les affections inflammatoires voisines (coryzas chroniques, etc.).

Faire des lavages antiseptiques dans les culs-de-sac conjonctivaux.

II. TRAITEMENT LOCAL. —Le meilleur *antiphlogistique* est souvent l'eau chaude en applications locales, à la température de 35° à 45°.

2° Les *révulsifs* peuvent également rendre des services, lorsque le tractus uvéal est enflammé.

3° Le *chlorhydrate de cocaïne* contribue à diminuer la douleur.

II. Traitement général. — 1° *Aux scrofuleux,
aux lymphatiques,* prescrire l'iode, les toniques, les
bains salés, l'hydrothérapie.

2° *Aux arthritiques,* administrer le colchique, le salicylate de soude ou mieux de lithine.

Assurer le fonctionnement de la peau, au moyen de
deux à trois bains térébenthinés alcalins par semaine,
ainsi composés :

> Bicarbonate de soude. . . . . . .   300 gr.
> Essence de térébenthine. .   20 à 40 —

3° *Aux syphilitiques,* traitement approprié, intensif
et précoce.

TRICHIASIS.

Panas.

Faire, à partir du bord libre, deux incisions verti-
cales de 8 à 10 millimètres, de façon à limiter latéra-
lement toute la partie déviée de ce bord et à former
avec l'incision horizontale un H qui permet de disséquer l'un ou l'autre des deux lambeaux carrés, selon
les besoins du cas particulier.

Le lambeau supérieur est disséqué de bas en haut,
jusqu'au voisinage du bord libre, et met le tarse à
nu.

Ainsi mobilisé jusqu'au bord libre, le lambeau est
ensuite attiré suffisamment en bas, jusqu'à ce que les
cils déviés se trouvent redressés et que la paupière
affecte un certain degré d'ectropion.

Mesurer alors de combien ce lambeau chevauche
sur l'inférieur, exciser une bande suffisante de ce dernier et appliquer la suture.

Pour pratiquer celle-ci, se servir de fils de soie fins
et d'une aiguille courbe à chaque bout (deux aiguilles
pour un fil).

Conduire l'aiguille supérieure sous le lambeau, entre lui et le tarse, la ressortir un peu en arrière de la racine des cils.

Faire pénétrer également l'aiguille inférieure, de dedans en dehors, sous la peau et le muscle orbiculaire, pour la faire ressortir, vers le rebord orbitaire, à 5 ou 6 millimètres de la plaie.

Le nombre des points de suture est de trois à cinq au plus.

Les nouer ou les couper au ras du nœud ou les fixer sur la joue avec du collodion.

Appliquer ensuite le bandage compressif et l'opération est terminée. Ce n'est qu'exceptionnellement qu'on réunit par la suture les bords latéraux du lambeau.

Cette opération n'est applicable qu'à la paupière supérieure.

Pour la paupière inférieure, il est nécessaire de former un petit lambeau rectangulaire de peau, que l'on excise.

Terrier.

Un moyen palliatif acceptable est l'arrachement des cils déviés; toutefois, il faut y revenir trop souvent et néanmoins les bulbes pileux ne s'atrophient pas, comme cela est nécessaire.

On fait aussi l'épilation, à l'aide d'une pâte de sulfure de calcium.

La destruction des bulbes des cils se fait, soit avec l'instrument tranchant, soit avec des caustiques.

L'azotate d'argent, l'ammoniaque, la potasse caustique sont les caustiques employés.

Constantin Paul.

La transplantation des cils réussit avec le pansement suivant :

Première solution bicarbonatée à 1 gramme de saccharine pour 500 grammes d'eau.

La seconde, plus forte, à 1 gramme pour 250.

Pansements à la saccharine, renouvelés chaque jour, et lavages répétés à chaque pansement.

Ils sont supportés sans réaction, pendant quatre à cinq jours.

Galezowski.

Chercher à enlever les bulbes seuls, en conservant les téguments.

Dédoubler la paupière en trois feuillets : un antérieur cutané, un postérieur conjonctival, et un intermédiaire comprenant les cils et les follicules.

Exciser ce dernier seulement.

Après quoi, la conjonctive et la peau s'appliquent et se réunissent l'une et l'autre au bout de vingt-quatre heures, sans que la moindre difformité en résulte.

Broca.

On aura recours à une opération autoplastique spéciale, la transplantation du sol ciliaire.

TROUBLES OCULAIRES.

H. Rendu.

Troubles oculaires dans l'aortite aiguë. — Chercher à supprimer les changements brusques de pres-

sion qui se produisent du côté de la circulation cérébrale.

On obtiendra ce résultat, au moyen de l'opium à
petites doses prolongées.

On peut aussi administrer la trinitrine à la dose de
III gouttes, matin et soir, d'une solution alcoolique
au 1/100 dans 100 grammes d'eau.

Donner en outre 50 centigrammes d'iodure de potassium, pour agir sur le processus athéromateux.

Faire la révulsion par les pointes de feu et les vésicatoires volants.

Galezowski.

Troubles oculaires dans l'ataxie locomotrice. —
I. TRAITEMENT LOCAL. — 1° *Révulsifs*, sous forme de
cautères, de vésicatoires, dans la région périorbi-
taire.

2° *Électrisation*, sous forme de courants continus,
dans les affections de la 5e paire et de courants inter-
rompus dans les paralysies musculaires.

3° *Injections* de strychnine à la tempe.

4° *Frictions* pratiquées à l'aide d'une pommade sti-
mulante.

II. TRAITEMENT GÉNÉRAL. — 1° *Hydrothérapie* méthodique.

2° *Cautères* ou *pointes de feu* le long de la colonne
vertébrale.

3° Dans certains cas, le *traitement antisyphilitique
mixte* (iodure de potassium et frictions mercurielles)
agit merveilleusement.

On peut également remplacer les frictions par des
injections de mercure, à la dose de V à X gouttes par
jour d'une solution de 20 centigrammes de cyanure
de mercure pour 10 grammes d'eau.

4° Les *injections hypodermiques* de cyanure d'or peuvent donner de bons résultats :

  Eau distillée. . . . . 10 gr.
  Cyanure d'or et de potassium. . . . . . 0 — 30

Injecter chaque jour de V à X gouttes.
La région dorsale doit être choisie de préférence.

Alb. Robin.

Troubles trophiques oculaires. — Les troubles trophiques déterminés par les lésions du nerf trijumeau nécessitent comme traitement local :

1° Application d'un bandeau occlusif, qui devra être enlevé fréquemment, pour donner à l'œil tous les soins de propreté nécessaires.

2° Conserves s'appliquant le plus exactement possible au pourtour de l'orbite.

3° En cas d'ulcérations ou d'infiltrations de la cornée, l'atropine est tout indiquée.

4° Lorsque la nécrose est superficielle, pratiquer des attouchements avec une légère solution d'eau chlorurée.

5° Si la sécrétion conjonctivale est trop abondante, employer de légers collyres astringents.

TUMEURS DE LA CONJONCTIVE.

Delens.

Lipome. — Enlever la tumeur par dissection, si son volume la rend gênante et réunir ensuite les lèvres de l'incision conjonctivale par une suture.

Cette dissection ne doit pas être poussée trop loin, lorsqu'il existe des connexions avec le tissu cellulaire rétro-oculaire.

Angiome. — Lorsque la tumeur ne prend pas un trop grand développement, il est préférable de s'abstenir de tout traitement. On y oppose la cautérisation avec le galvano-cautère et surtout l'électrolyse. La ligature peut être aussi tentée.

Polype. — Saisir le polype avec une pince à mors fins et pratiquer l'ablation, en l'excisant un peu au delà du point d'implantation. On peut se servir dans le même but du galvano-cautère.

Kyste. — 1° *Petit kyste.* — On excise facilement d'un coup de ciseaux, avec la conjonctive qui les recouvre, les petits kystes à parois minces, transparentes, à contenu limpide, situés dans le tissu cellulaire sous-conjonctival. On peut même s'abstenir après l'opération de réunir les lèvres de la plaie par la suture, s'ils ne sont pas trop volumineux.

2° *Gros kyste.* — Quant aux kystes proprement dits qui ont le volume d'un grain de blé ou celui d'une fève, ils nécessitent une dissection plus complète et ne peuvent pas être enlevés complètement.

3° *Kyste dermoïde.* — Ces tumeurs étant souvent gênantes, il faut, pour en pratiquer l'ablation, opérer une dissection complète, en ayant soin de ménager tout à la fois la cornée et la sclérotique. On risque souvent de perforer cette dernière membrane, en essayant de retirer les portions qui y adhèrent.

TUMEURS DE L'ORBITE.

Panas.

Essayer d'abord les révulsifs et les antisyphilitiques et ne recourir à l'opération, qu'après l'insuccès du traitement médical et de l'iodure de potassium.

Duplay.

Tumeurs pulsatiles de l'orbite. — Le régime dié-
tétique de Valsava, les saignées, la digitale, l'iodure
de potassium sont employés avec succès.

Utiliser la compression directe, les applications de
glace.

La compression digitale produit la suspension du
bruit de souffle, des pulsations et la diminution de
l'exophtalmie.

Ne pas la prolonger pour éviter les syncopes, les
vertiges, les douleurs vives qu'elle produit.

La compression instrumentale de la carotide primitive est d'une application encore plus difficile.

Les injections d'ergotine ne sont pas satisfaisantes.

Recourir de préférence à une solution de perchlorure de fer marquant 18 à 20°.

Injecter de V à VI gouttes chaque fois, avec une seringue de Pravaz, après avoir ponctionné une des tumeurs pulsatiles qui soulèvent la paupière et constaté qu'elle fournit du sang.

L'électrolyse constitue un moyen précieux de déterminer la coagulation du sang dans la tumeur.

Ne recourir à la ligature de la carotide primitive,
qu'en présence d'une aggravation rapide de la maladie et si les autres moyens n'ont pas réussi.

Tillaux.

Ne pas toucher aux exostoses occupant la paroi supérieure de l'orbite.

En général, n'opérer que lorsque les tumeurs met-
tent la vie des malades en danger.

Terrier.

I. TRAITEMENT GÉNÉRAL. — Combattre la scrofule par un traitement antistrumeux.

Administrer les mercuriaux et l'iodure de potassium, dans les cas de syphilis.

II. TRAITEMENT LOCAL. — L'extirpation, la dénudation de la tumeur, enfin sa cautérisation peuvent être employées.

L'ablation doit être employée de préférence.

Nélaton.

Tumeurs pulsatiles de l'orbite. — La ligature de la carotide primitive est le meilleur moyen auquel le chirurgien puisse avoir recours.

A la suite de la ligature, on constate généralement la cessation immédiate des battements et du souffle et le résultat définitif n'est pas compromis, même s'ils réapparaissent dans les heures qui suivent.

Broca.

Tumeurs bénignes. — Extirpation de la tumeur en ménageant l'œil.

Tumeurs malignes. — On est le plus souvent conduit à sacrifier l'œil.

Valude.

Tumeurs éburnées. — Ne pas tenter l'extirpation complète, quand il s'agit d'une exostose éburnée s'implantant largement à la voûte de l'orbite, au plancher de la cavité cranienne.

Ce serait s'exposer, presque à coup sûr, à ouvrir le crâne.

Tumeurs vasculaires. — Faire de la compression. Conseiller les injections coagulantes, ou mieux encore l'extirpation, si possible.

TUMEURS ÉRECTILES DES PAUPIÈRES.

De Wecker.

Trois procédés peuvent être utilisés :
1° Le *thermo-cautère*.
2° Le *perchlorure de fer en injections*, mais à la condition que la tumeur soit peu étendue, de façon à ce qu'en pinçant la paupière avec une pince de Desmares, on puisse éviter la pénétration de la substance coagulante dans la circulation, ce qui pourrait occasionner une mort foudroyante.
3° La méthode qui offre le plus d'avantages est *ligature* faite de la façon qui suit :
Passer sous la tumeur deux fines épingles de Carlsbad, qu'on entrecroise, tout en restant soigneusement dans les parties saines de la peau. Faire passer alors au-dessous des épingles un fort fil de soie, avec lequel on étrangle et on lie tous les tissus placés au-dessus de la croix.

TUMEURS DES VOIES LACRYMALES.

Panas.

Pratiquer la cautérisation ignée du sac, dans le but de le modifier. Cette cautérisation doit être faite à ciel ouvert, afin de pouvoir toucher avec certitude toutes les parties affectées. Diviser pour cela le tendon interne de l'orbiculaire, ce qui ne présente aucun inconvénient, car, après une opération habilement faite, il est souvent très difficile d'apercevoir la petite cicatrice dé l'incision.

L'ablation de la glande lacrymale orbitaire ne me paraît pas nécessaire dans les cas de tumeur lacrymale.

Ne recourir à l'ablation de la glande palpébrale que lorsqu'il n'existe pas d'altérations morbides du sac, lorsque le mal se borne à un rétrécissement permanent ou à une oblitération du canal ou des canalicules.

En cas de tumeurs congénitales, s'abstenir de toute opération.

Quand l'ablation de la glande palpébrale est reconnue nécessaire, renverser franchement la paupière supérieure et, lorsque l'on distinguera bien la glande, on l'enlèvera complètement, chirurgicalement. Il est inutile pour cela de fendre la commissure externe des paupières.

L'ablation de la glande palpébrale est bien préférable à celle de la glande orbitaire, car si on enlève complètement la première, de façon à sectionner les canaux excréteurs, on détruit en même temps la glande orbitaire. C'est là un résultat, qu'il faut toujours considérer.

TYLOSIS.

Galezowski.

Frictions avec la pommade iodée et usage à l'intérieur de l'iodure de potassium et de la teinture d'iode.

ULCÉRATIONS DE LA CONJONCTIVE.

Duplay.

Ulcérations tuberculeuses de la conjonctive. —
En cas d'ulcère tuberculeux, ne pas hésiter à opérer
une large excision, suivie de cautérisation au galvano-
cautère.

Les ulcérations secondaires seront pansées avec la
poudre d'iodoforme ou cautérisées avec le naphtol
camphré.

ULCÉRATIONS DE LA CORNÉE.

Tillaux.

I. TRAITEMENT LOCAL. — Au début, lorsqu'il
n'existe qu'une phlyctène et surtout, si elle se trouve
à la limite du limbe scléro-cornéen, la toucher légèrement avec la pointe fine d'un crayon de nitrate d'ar-
rgent.

Lorsque l'ulcération est survenue, prescrire chaque
jour les instillations de sulfate d'atropine (5 centigr.
pour 30 gr. d'eau distillée), afin de prévenir l'adhérence de l'iris.

La pommade à l'oxyde jaune de mercure (2 gr.
pour 30 d'axonge) a paru donner de bons résultats.

Tenir le malade dans l'obscurité et appliquer des
compresses imbibées d'eau chloralée, si le blépharospasme est très intense.

II. TRAITEMENT GÉNÉRAL. — Traiter l'état général.

Galezowski.

L'apyonine donne de bons résultats dans les affections de la cornée, en pratiquant plusieurs fois par jour des lavages de l'œil avec un pinceau trempé dans une solution à 1/1000.

La cicatrisation d'ulcères rongeants ou asthéniques de la cornée qui avaient résisté à tout autre traitement a été obtenue par son emploi, très rapidement et sans aucune douleur.

L'apyonine est un tétraméthyl-diapsido-benzophénoïde, extrait de la pyoctanine, couleur d'aniline. Ses propriétés sont identiques à celles de la pyoctanine elle-même. Ce corps est soluble dans l'eau, dans la proportion de 1/100.

Cette solution n'est ni caustique, ni irritante et elle jouit de propriétés microbicides très accusées.

Elle a donné aussi de très bons résultats dans le traitement des kératites suppurées et des kératites phlycténulaires chroniques.

Broca.

Collyres à l'ésérine au 1/100.

Si les ulcérations tendent à creuser, il faut les toucher avec la pointe fine du thermocautère et panser à l'iodoforme.

Valude.

I. Traitement médical général. — Prendre deux à quatre cuillerées d'huile de foie de morue par jour, le matin et le soir, ou de sirop d'iodure de fer, suivant la saison.

Avant chacun des deux repas, boire un petit verre de quinquina et, dans le courant de la journée, 2 à 3 grammes d'extrait de quinquina.

II. Traitement médical local. — Prescrire le collyre suivant :

Sulfate neutre d'atropine...... 0 gr. 05
Eau distillée.............. 70 —

Et, dans les cas très graves :

Sulfate d'atropine................ 0 gr. 10
Eau distillée. .... 20 —

Lorsque l'ulcère est périphérique; instiller dans l'œil quelques gouttes de la solution suivante :

Ésérine. .... 0 gr. 10
Eau distillée. .... 20 —

Si ces instillations sont impuissantes à calmer les douleurs, pratiquer des piqûres de morphine

III. TRAITEMENT CHIRURGICAL. — Lorsque l'infiltration purulente de la cornée est considérable et ne se résorbe pas, il faut ouvrir les abcès.

Pour les enfants, il faut surtout employer la paracentèse.

Si le pus forme hypopion dans la chambre antérieure, pratiquer la paracentèse dans la chambre antérieure. Si cet hypopion augmente ou reste stationnaire, si les douleurs sont vives, ponctionner à l'aide d'un couteau lancéolaire la cornée à sa partie inférieure, à son union avec la sclérotique, en ayant soin que l'humeur aqueuse ne sorte pas trop vite, pour éviter une luxation du cristallin.

L'opération terminée, instiller de temps en temps de l'atropine et appliquer un bandeau.

Tant que la maladie ne prend pas une marche favorable, il faut chaque jour rouvrir la plaie.

IV. RÉGIME. — Comme régime, prescrire la viande crue.

V. TRAITEMENT DES COMPLICATIONS. — 1° *Hernie de l'iris.* — Si la hernie est petite, le traitement se réduit à l'emploi du bandeau compressif et des instillations d'atropine ou d'ésérine, suivant les cas.

Si elle augmente et si elle est saisissable, il faut l'exciser, puis instiller de l'atropine et mettre le bandeau

Si on ne peut ni la faire rentrer par compression ni la saisir, essayer de la dégager par la paracentèse.

Lorsqu'il se produit un staphylôme total et que l'œil marche vers sa destruction, enlever le segment autour de l'œil.

2° *Ophtalmie purulente.* — Combattre la maladie par les moyens ordinaires, mais en ayant bien soin que le nitrate d'argent n'aille pas atteindre l'ulcère et l'imprégner.

Il faut supprimer les instillations d'atropine et les remplacer par des onctions autour des tempes avec la pommade belladonée.

3° *Granulations de la conjonctive.* — Toucher les granulations avec un pinceau trempé dans la solution suivante :

Acétate de plomb liquide . . . .   } ãã P. E.
Eau distillée. . . . . }

Il faut avoir soin de bien mettre au jour les culs-de-sac conjonctivaux, en renversant la paupière et, après la cautérisation, de laver soigneusement la muqueuse avec un pinceau trempé dans l'eau.

URTICAIRE DES PAUPIÈRES.

Panas.

Applications locales de poudre d'amidon.
Administrer des purgatifs alcalins.

Terrier.

Le traitement est presque nul : on se bornera à conseiller des pulvérisations avec de l'eau astringente, les lotions chaudes à l'eau de sureau, les pommades à l'oxyde de zinc, au goudron, à l'huile de cade.

Combattre le mauvais état général par les toniques et les reconstituants.

Prescrire les médications antiscrofuleuses et antidartreuses.

De Saint-Germain.

Recourir à une médication antinerveuse.

VARICES DE L'ORBITE.

Duplay.

Dilatation avec tumeur variqueuse. — Si ces tumeurs ne constituent qu'une simple difformité, ne pas intervenir.

Ne pas songer à l'extirpation d'une tumeur de cette nature.

Ne pas employer les injections de perchlorure de fer, par la crainte d'une embolie et de l'impossibilité d'obtenir sûrement l'arrêt complet de la circulation veineuse.

On pourrait tenter l'emploi de l'électrolyse.

Lannelongue.

L'acupuncture, l'électro-puncture et l'application continue de réfrigérants ne sont applicables que lorsque la tumeur offre un petit volume.

Pour la compression, ne pas se servir d'appareils difficilement maintenus en place.

Les injections de perchlorure de fer employées avec discernement, donnent des succès.

Terrier.

Pratiquer dans la tumeur une injection coagulante.

VERRUES et PAPILLOMES DES PAUPIÈRES.

De Wecker.

Conseiller l'ablation de ces tumeurs, qui peuvent devenir gênantes et se transformer en épithéliome.

XANTHELASMA DES PAUPIÈRES.

De Wecker.

Exciser les parties dégénérées, à l'aide d'une pince pour soulever les plaques et de ciseaux courbes pour pratiquer l'ablation.

Suturer les lèvres de l'incision.

XÉROME ou XÉROPHTALMIE.

Lannelongue.

Traitement approprié à la maladie qui a déterminé la xérophtalmie :

En cas d'affaiblissement de la fonction nerveuse de la cinquième paire, prescrire les sternutatoires.

Pour débarrasser la surface de l'œil de toutes les excrétions morbides des paupières et remplacer l'action des larmes, pratiquer des bains d'yeux avec de l'eau tiède ou des lotions savonneuses.

Xérophtalmie sympathique. — Administrer les toniques, les purgatifs et les antispasmodiques.

ZONA OPHTALMIQUE.

Duplay.

Éviter les topiques humides et gras, qui favorisent la formation d'ulcérations difficiles à guérir et laissent des cicatrices indélébiles.

On doit se borner aux topiques pulvérulents qui font croûte.

On peut user, pour calmer la douleur, de tous les moyens employés localement et généralement : les anesthésiques et la morphine.

Terrier.

I. TRAITEMENT LOCAL. — Respecter les vésicules qui occupent les téguments de la face.

Les recouvrir de poudre d'amidon ou de glycérolé d'amidon.

Plus tard, employer des cataplasmes de fécule, pour faire tomber les croûtes et faciliter la cicatrisation des ulcérations cutanées.

Les instillations d'atropine, les compresses d'eau chaude, la compression sont indiquées, pour combattre les accidents d'iritis et de kératite.

Pratiquer des injections sous-cutanées de morphine, contre les douleurs névralgiques.

Utiliser le bromure de potassium, le chloral, le sulfate de quinine.

Recourir à l'emploi des courants continus ou à la névrotomie, s'il y a persistance des douleurs névralgiques.

II. TRAITEMENT GÉNÉRAL. — Purgatifs salins, pour combattre l'embarras gastrique.

E. Besnier.

1° Instillations à l'atropine.

2° Immobilisation de l'œil et oblitération complète au moyen d'une petite masse de coton et d'un bandeau, en ayant soin de ne pas exercer de compression.

On arrive ainsi souvent à arrêter les accidents en voie de développement.

Galezowski.

1° Saupoudrer les vésicules avec de la poudre d'acide borique porphyrisé :

2° Badigeonnages avec :

    Collodion élastique............... 10 gr.
    Chlorhydrate de cocaïne .... 0 — 50

3° Frictions périorbitaires avec la pommade :

    Chlorhydrate de morphine..... 0 gr. 10
    Vaseline .... 10 —

4° Injections hypodermiques de morphine avec V à VI gouttes de la solution suivante :

    Chlorhydrate de morphine..... 0 gr. 50
    Eau distillée .... 10 —

Arm. Trousseau.

I. Traitement local. — Saupoudrer les parties malades avec de l'amidon ; lotions fréquemment répétées.

Frictions avec la mixture de belladone ou les solutions d'atropine ou de morphine.

La cautérisation des vésicules avec le nitrate d'argent ne donne pas souvent de bons résultats.

Les vésicatoires volants ne sont pas efficaces pour calmer les douleurs névralgiques.

II. Traitement général. — Employer les préparations arsenicales.

FIN.

TABLE DES AUTEURS.

Brocq.

Brun.

Budin.

Chevallereau.

Comby (J.).

Déjerine.

Delens.

Després (Arm.).

Doléris.

Dujardin-Beaumetz.

Duplay.

Ferraud.

Fournier (Alfred.).

Galezowski.

Gariel.

Guéniot.

Javal.

Kirmisson.

Landolt.

Lannelongue.

Paul (Constantin).

Pinard.

Potain.

Raymond.

Reclus (P.).

Rendu (H.).

Robin (Alb.).

Saint-Germain (de).

Segond (Paul).

Tarnier.

Terrier.

Tillaux.

Trousseau (Arm.).

Valude.

Wecker (de).

TABLE DES MATIÈRES.

ANGERS, IMP. BURDIN ET Cie, RUE GARNIER, 4.

BRAMSEN. — Les dents de nos enfants. Conseils aux mères de familles. 1889, 1 vol. in-16, de 142 p. avec 50 fig. . . . . **2 fr.**

BRASSEUR. — Chirurgie des dents et de leurs annexes. 1 vol. gr. in-8 de 100 pages à 2 col. avec 127 fig. **5 fr.**

DAVID (Th.). — Chirurgie dentaire. 1885-1890, 35 mém. en 1 vol. in-8. rel. . . . . **25 fr.**

DUBOIS (P.). — Aide-mémoire du chirurgien-dentiste. I. Thérapeutique de la carie dentaire. 1889, in-18. **6 fr.**
II. Affections dentaires et affections de la cavité buccale et des maxillaires. 1895, in-18 . . . . **8 fr. 50**

DUNOGIER (S.). — Orthodontie ou traitement des déviations dentaires. 1895, gr. in-8, 50 p., avec 2 pl. **2 fr. 50**

GODON (Ch.). — Manuel du dentiste, rédigé conformément au programme de 1893 pour les examens de chirurgien-dentiste, sous la direction de Ch. Godon, chirurgien-dentiste de la Faculté de Médecine de Paris, directeur de l'École dentaire de Paris, avec la collaboration de MM. les docteurs L. Frey, M. Roy, et E. Sauvez et de M. P. Martinez. 1895. 5 vol. in-18 de 300 p. avec fig. Prix de chaque vol. cart. . . . . **3 fr.**
  I. Anatomie et physiologie de la bouche et des dents.
  II. Pathologie de la bouche et des dents.
  III. Thérapeutique de la bouche et des dents. Anesthésie. Formulaire.
  IV. Dentisterie opératoire et clinique dentaire.
  V. Prothèse clinique.

HAMONAIDE. — Programmes et questionnaires pour les examens de chirurgien-dentiste. 1895, 1 vol. in-18 de 100 p. . . . . **1 fr. 50**

HARRIS, AUSTEN et ANDRIEU. — Traité théorique et pratique de l'art du dentiste, comprenant l'anatomie, la pathologie, la thérapeutique, la chirurgie, la prothèse, l'hygiène et un formulaire des maladies de la bouche et des dents. 1884, 1 vol. gr. in-8 de xvi-1,104 pages avec 172 fig. cart. . . . . . . **20 fr.**

MAGITOT (E.). — Mémoire sur les tumeurs du périoste dentaire et sur l'ostéo-périostite alvéolo-dentaire, 2e édit. 1873, in-8, 110 pages avec 1 pl. . . **3 fr.**

PAILLASSON (A.). — Sur les principaux anesthésiques employés dans la chirurgie dentaire. 1886, gr. in-8. **3 fr.**

ROGER (E.) et GODON. — Code de chirurgien-dentiste. 1895, 1 vol. in-16. . . . . **5 fr.**

Angers, imprimerie A. Burdin et Cie, rue Garnier, 4.